內功養生秘術叢書 16

眞本內功秘傳

신역 포박자

外篇 3

葛 洪 著
昔原台 譯註

서림문화사

포박자 외편 3

차 례

권 38 박유(博喩) ………………………………… 7

권 39 광비(廣譬) ………………………………… 65

권 40 사의(辭義) ………………………………… 115

권 41 순본(循本) ………………………………… 123

권 42 응조(應嘲) ………………………………… 127

권 43 유폐(喩蔽) ………………………………… 137

권 44 백가(百家) ………………………………… 149

권 45 문행(文行) ………………………………… 153

권 46 정곽(正郭) ………………………………… 159

권 47 탄이(彈禰) ………………………………… 177

권 48 힐포(詰鮑) ………………………………… 187

권 49 지지(知止) ………………………………… 231

권 50 자서(自敍) ………………………………… 259

신역 포박자 외편 3
(新譯 抱朴子 外篇)

권 38
(博喻)
박유

　박유(博喻)는 널리 비유를 들어 말한다는 뜻이다.
　그 제목 자체로도 짐작할 수 있듯이 본 편의 내용은 매우 다양한 내용을 포함하고 있다. 저자인 갈홍(葛洪)의 해박한 지식과 폭넓은 사상이 담겨져 있다 할 것이다.
　본 편의 내용은 은자(隱者)의 사상과 태도를 비롯하여 인간의 본성, 태도, 안목(眼目) 등에 대한 계시적이고 금언적인 내용과 사회의 혼란, 질서 등에 대한 저자의 사상이며, 풍속에 대한 신랄한 비판, 그리고 국가와 위정자에 대한 비평, 상벌이나 법률에 대한 시행 및 그 당위에 관한 논술도 포함되어 있으며, 그 각 항목마다 역사적인 실례를 들어 독자들의 가슴을 두드리고 있다. 포박자는 스스로 유학의 말단에 있다고 말하고 있지만, 사람에 따라서는 그를 도가에 속하는 사람으로 비판하기도 한다.
　그러나 포박자는 우주(宇宙)의 이치인 도(道)는 피할 수 없는 인간 사고(思考)의 대상이고, 그것은 인간의 진로(進

路)를 제시해 주는 무언(無言)의 스승이라고 보고 있다. 따라서 인간은 우주 속에 있는 일부로서 그 도(道)의 범위를 벗어날 수 없는 것이다. 그리고 인간 관계의 심성(心性)을 근본적으로 논하고, 사회와 국가생활에 이론적인 근거를 제시한 유가(儒家)는 결코 그것과 모순될 수 없는 것이라고 보는 것 같다. 물론 그러한 사상의 배경은 한 초(漢初) 이래의 사상적 조류, 특히《역노(易老)의 학》에 결정적인 영향을 받았을 것이라고 보아진다.

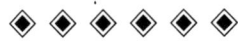

포박자가 말했다.

만 균(万鈞 ; 一鈞은 약 8kg)의 무게라 해도 반드시 치주(錙銖 ; 錙는 0.7g 銖는 6錙)로부터 이루어지며, 하늘에 닿을 듯한 높이도 반드시 일 분(一分 ; 3밀리미터), 일 호(一豪 ; 0.3밀리미터)로부터 시작된다. 그러므로 빗물이 모여서 남명(南溟)의 한없이 넓은 바다가 되며, 일 심(一尋 ; 8척), 일상(一常 ; 1척)의 땅이 쌓여서 하늘에 닿을 듯 높은 현포(玄圃－곤륜산 위의 仙台)가 된다.

포박자가 말했다.

빠른 발을 내몰아 치닫는 명마(名馬)는 빛보다도 빠른 것 같지만 지칠 줄 모른다. 바람을 타고 물결을 가르는 가벼운 배가 강을 건너는 일은 위험하지만, 결코 기울어지는 일은 없다.
 그러므로 팔원팔개(八元八凱)¹⁾가 각기 직분을 분담함으로서 순(舜)이 하늘과 버금하는 대공을 세울 수가 있었다. 이윤이나 태공망이 중신(重臣)이 된 것이야말로 은(殷)의 탕왕(湯王)이나 주(周)의 무왕(武王)이 혁명에 성공할 수 있었던 요인이 되었던 것이다.

 포박자가 말했다.
 옥으로 만든 배에 옥으로 만든 노로는 강을 건너갈 수 없다. 옥으로 만든 활줄로는 화살을 날릴 수가 없다. 그러므로 그 행실은 아무리 청결히디 할지리도 정치적인 능력이 없는 사람은 난세(亂世)를 구제할 수는 없다. 유학에 대한 교양은 깊다 할지라도 인간을 다스리는 책략이 부족한 사람은 천자를 보좌할 능력이 없는 것이다.

 포박자가 말했다.
 낭풍(閬風)²⁾이나 현포(玄圃)³⁾는 언덕이나 개밋둑으로부터 높이를 빌리려고 하지는 않는다. 현려(懸黎)나 결록(結綠)⁴⁾은 유리구슬로부터 빛을 빌리려고 하지 않는다. 그러므로 영웅은 무리들과 어울리지 않으며, 잡초들은 그늘에서 멍하니 바라볼 뿐이다. 기개(氣槪) 있는 사람은 홀로 우뚝 서고, 참새들은 요란스럽게 울어댈 뿐이다.

포박자가 말했다.

　얼음과 숯은 그 차고 더운 것을 자랑하려 했지만, 다만 차고 더울 뿐 자랑이 못 된다. 보옥(寶玉)은 그 가치를 나타내려고 하지 않아도 그 빛은 스스로 나타난다.[5] 그러므로 군자는 스스로 공손하면서, 친구가 없다 하여 조금도 근심하지 않는다. 달인(達人)은 있는지 없는지는 모를 지경이며, 세상의 비판 따위는 아랑곳하지 않는다.

포박자가 말했다.

　회오리바람은 산이라도 기울게 한다. 그러나 아무리 힘이 강하다 해도 머리카락은 한 올도 뽑을 수가 없다. 불은 쇠붙이와 돌을 녹일 수 있지만, 습기(濕氣)를 일으킬 수는 없다. 그러므로 한신(韓信)[6]은 전술에는 더 없이 뛰어났지만 정치에는 능하지 못했다. 주발(周勃)[7]은 여씨(呂氏)의 난을 평정하여 사직(社稷)을 안태롭게 했으나 재치있는 응답은 하지 못했다.[8]

포박자가 말했다.

　명예를 중히 여기는 자는 목숨을 바치는 것도 아까워하지 않으며, 몸을 중히 여기는 자는 욕정(欲情)에 마음을 쓰지 않는다. 그러므로 기신(紀信)[9]은 기꺼이 한줌의 재로 사라져 갔지만, 양주(揚朱)는 머리칼 한 올을 몇 개의 성과도 바꾸려하지 않았다.[10]

포박자가 말했다.

작은 물고기들이야 용의 원대한 기량(器量)을 알 리가 없다. 오리나 갈매기는 큰 기러기와 백조 등이 품위가 다르다는 것을 모르고 있다. 그러므로 날품팔이꾼들은 진승(陳勝)이 쟁기를 팽개치면서 한 말을 비웃었고,[11] 생각이 얕은 사람들은 제갈공명(諸葛孔明)[12]이 언제나 무릎을 끌어안고 있는 모습을 웃었다.

포박자가 말했다.

순구(淳鉤)[13]의 예리함은 코뿔소나 무소 가죽으로 증명되었다. 선량한 관리는 공평한 시험에 의하여 알 수 있다. 그러므로 팔원팔개(八元八凱)라 할지라도 불우한 지위에 있을 때는 보통사람과 다를 것이 하나도 없다. 짐이나 실어 나른다면 아무리 빠른 천리마(千里馬)라 할지라도 둔한 노마(駑馬)와 다를 것이 없다.

포박자가 말했다.

기량이 남달리 빼어나지 않으면 설령 출세를 빨리 한다 해도 그만큼 빨리 은퇴(隱退)를 하지 않을 수가 없다. 이윤(伊尹)이나 태공망(太公望) 등을 이와 비교해 본다면 그들은 관계(官界)에 발을 들여놓은 것은 늦었지만[4] 대신(大臣)이 되는 데는 빨랐다. 그러므로 굴뚝새는 아무리 날개를 친다 해도 쑥덤불을 넘어서지 못하나 원추(鵷雛)는 천천히 날아도 잠깐 사이에 창공에 오른다.

포박자가 말했다.
 운세(運勢)가 막혔던 시대가 끝나면 다음에는 열려지는 세상이 온다. 밤의 어둠이 다하면, 다음에는 새벽녘 맑은 빛이 빛난다. 그러므로 오(吳)나라의 언덕길에서 귀를 내려뜨리고 소금수레를 끄는 명마(名馬)라 할지라도[15] 언젠가는 천 리를 달릴 때가 있을 것이다. 깊은 못 밑바닥에서 웅크리고 살아가는 용(龍)이라 해도 언젠가는 무지개를 넘어 높은 하늘로 올라갈 날이 있을 것이다.

포박자가 말했다.
 여러 개로 짜르고 사방에서 그것을 얽어매면 아름다운 무늬가 된다. 줄기를 꺾고 잎을 으깨야만 풀의 향기는 더한다. 그러므로 관중(管仲)은 옥에 갇힌 바 되었지만 후에 천하통일이라는 위업을 이룰 수 있었고,[16] 범저(范雎)는 대거적에 말린 채 소변 세례를 받은 바 되었으나 진(秦)에 들어가서는 대공을 세웠다.[17]

포박자가 말했다.
 경쟁의 대상이 되는 물건이 적은 것이면 이해(利害)를 같이하는 자가 서로 적이 된다. 그러지 않고 그 차이가 너무 생기면 못한 쪽에서 원망을 하게 된다. 그러므로 모모(嫫母)[18]와 숙류(宿瘤)[19]는 서시(西施)[20]의 아름다움을 미워할 것이다. 상신(商臣)[21]과 소백(小白)[22]은 계찰(季札)[23]이 왕위를 버리고 들에서 밭을 간다는 소식을 들으며 미워할 것이다.

포박자가 말했다.

기량(技倆)의 정도가 다르면 못한 쪽에서는 치욕을 느끼고 원한을 갖는다. 힘의 강약에 차이가 있으면 힘이 강한 자는 미움을 사게 된다. 그러므로 한신(韓信)이 발탁되자 범용한 자들은 안달이 나서 빠르게 출세한 것을 미워하였고, 백기(白起)가 대공을 세우자 범저(范雎)는 신왕(秦王)을 설득하여 그 공을 없는 것으로 만들어버렸다.[24]

포박자가 말한다.

죽지 않을 수 없는 병자는 쓴약을 마시려고 하지 않는다. 썩은 재목은 조각을 한다거나 나전(螺鈿)으로 장식을 할 수가 없다. 그러므로 비간(比干)[25]은 나라를 생각하는 충정(忠情) 때문에 심장을 가르는 변을 당했고, 전풍(田豊)은 앞을 내다볼 수 있는 눈이 있었지만 바른 말을 했기 때문에 사형을 당했다.[26]

포박자가 말했다.

역양산[27]의 질이 좋은 오동나무라도 현(絃)이 없으면 애절한 소리를 낼 수 없다. 대하(大夏)[28]의 품질좋은 대나무라 할지라도 피리가 되지 않고는 맑은 소리를 낼 수는 없는 것이다. 그러므로 낮은 지위에 있게 되면 후직(后稷)[29]이나 설(契)[30]이었다 해도 나라를 다스리는 높은 공적은 세울 수 없으며, 권력이 없다면 이윤(伊尹)이나 주공(周公)이라 할지라도 세상을 태평하게 할 수는 없다.

포박자가 말했다.

높은 곳을 오르는 자는 너무 높이 올라가서는 안 된다는 것을 주의하고, 깊은 물을 건너려는 자는 배에 짐을 너무 많이 실으면 위험하게 된다. 그러므로 서쪽 진나라에는 "다시 한 번 고향인 상채(上蔡)에서 토끼를 쫓고 싶다"고 말한 이사(李斯)[31]가 있었고, 동쪽 월(越)에는 너무 높은 자리로 출세한 것을 후회하는 문종(文種)[32]이 있었다.

포박자가 말했다.

강(剛)과 유(柔)는 그 성질이 변하지 않는다. 똑바른 것과 굽어진 것은 그 성질이 선천적인 것이다. 그러므로 백번을 용광로 속에 넣는다 하더라도 남방산의 철은 그 강함이 감소되지 않으며, 아무리 위험에 빠진다 할지라도 열사(烈士)는 그의 정의를 잃지 않는다.

포박자가 말했다.

정당한 방법으로 얻어진 것이 아니라면 부귀(富貴)라 하더라도 누릴 수 없으며, 인의(仁義)에 어긋나서 산다고 하면 백 년의 수명이라 해도 아까워할 것이 못된다. 그러므로 변수(卞隨)[33]는 돌을 등에 업고 연못에 투신했고, 자로(子路)[34]는 적의 칼날 앞에 기꺼이 목숨을 던졌다.

포박자가 말했다.

높고 낮음은 하나의 기준으로 정할 수는 없다. 녹에 대한 관심의 정도는 설득해서 바꿀 수 있는 것이 아니다. 그러므로 혜시(惠施)[35]는 많은 수레를 함께 몰고 가면서도 그것이 적은 것이 아닌가 하고 걱정했다. 장자(莊子)는 낚아 올린 물고기를 너무 많이 잡은 것이 아닌가 하고 우려하여 나머지를 강에다 도로 넣었다.[36]

포박자가 말했다.

세상에 나가는 것과 은둔생활을 하는 것의 차이는 얼음과 숯만큼의 그것과 같다. 마음이 어지러운 것과 조용한 것은 깃털과 돌만큼의 차이가 있다. 그러므로 묵자(墨子)[37]는 발이 불어터서 물집이 생겼지만 전쟁을 중지시키는 것을 기뻐했고, 기산(箕山)의 옹(翁)[38]은 세상을 잊어버릴 수 있는 것에 만족했다.

포박자가 말했다.

마음이 맞는 자는 비록 교제한 날은 얼마 되지 않는다 해도 그 애정은 깊다. 마음에 들지 않는 상대는 사귄 지가 오래되어도 점점 싫증이 날 뿐이다. 그러므로 대화가 통하면 길에서 만난 사람이라 할지라도 친밀해지지만, 서로 생각하는 주장이 다르면 백발이 될 때까지 사귄다 해도 애정 같은 것은 솟아나지 않는다.

포박자가 말했다.

여황(艅艎)이나 익수[39]라는 배는 강을 건너는 데는 좋은 도구이다. 그러나 북방의 만인들로 하여금 노를 젓게 한다면 물결에 잠기고 만다. 포소(蒲梢)나 한혈(汗血)[40]은 빨리 달릴 수 있는 발을 가지고 있지만, 말을 모는 데 조보(造父)[41]와 같은 솜씨가 없다면 언덕길에서 뒤집히고 만다. 청평(青萍)이나 호조(豪曹)[42]는 예리한 명검이지만, 그 때문에 항우(項羽)나 팽월(彭越)[43]과 같은 사람이 아니라면 오히려 자기 몸에 상처를 입히기 십상이다. 정예(精銳)의 군대는 난세를 평정하는 데 귀중한 것이지만, 그러나 사용하는 군주가 현명하지 못하다면 자신을 망치는 재난을 가져온다.

포박자가 말했다.

하늘은 만물을 낳았지만, 그 속에는 엄연한 질서가 있다. 그렇기 때문에 인간은 그것을 존중하고 있다. 그것은 인간만이 예를 존중하기 때문이다.

만약
인간에게 예의가 없다면,
어찌 빨리 죽지 않겠는가.[44]

하고 옛 시인의 호된 꾸중을 듣게 될 것이다. 그러므로 현주(玄州)[45]에 사는 앵무새와 성성이는 인간의 말을 지껄일 수는 있어도 예를 모르기 때문에 인간의 벗이 될 수 없고, 공공(蛩蛩)은 궤(蹶)를 엎고 달려서[46] 생명을 부탁할 만한 벗은 되지만 인간의 인의(仁義)에까지 높일 수는 없다.

포박자가 말했다.
악담은 교묘한 말로도 막을 수가 없는 것이다. 진정한 원한은 거짓말 따위로 이를 풀 수가 없다. 원한을 푸는 데 정당한 방법에 의하지 않고, 악담을 멈추게 하는 데 적합한 이치에 따르지 않으면, 그것은 마치 얼음을 안고 추위를 막고, 화로를 몇 겹으로 끼고 더위를 몰아내거나, 햇빛을 쫓아내어 그림자를 없애려 하며, 배 밑바닥에 구멍을 뚫어서 침수를 막으려 하는 것과도 같은 것이다.

포박자가 말했다.
현명한 군주는 사람을 씀에 있어 그 역량 이상의 관직에 앉히지 않으며, 충성스러운 신하는 감히 자기 기량 이상의 자리에 앉으려고 하지 않는다. 재능도 없는 자에게 함부로 관직을 내리고, 감당할 수조차 없는 자가 중책을 맡는다는 것은 마치 얼음으로 된 그릇에 끓는 물을 따르거나, 가벼운 건초(乾草)에 뜨거운 불을 짚히거나, 만 균(鈞)이나 되는 물건을 썩은 새끼줄에 매달거나, 과중한 짐을 배에 싣는 것과도 같은 것이다.

포박자가 말했다.
표범이나 여우의 가죽으로 만든 갑옷을 땔나무를 짊어지면서 입을 수는 없다. 귀머거리에겐 아름다운 음악을 연주한들 아무런 효험이 없다. 높고 원대한 이상을 어리석은 자에게 주장해 보아야 이해할 리가 없다. 덕이 엷은 군주를 위해서 생명을 바치려고 하지는 않는다.

포박자가 말했다.
백성의 재산이 다했는데도 끊임없이 바칠 것을 요구하고, 백성의 힘이 다 빠져버렸는데도 쉬지 않고 사역을 시키며 원망과 애탄의 소리는 듣지 않고 오직 영원한 안녕을 바란다는 것은 마치 뿌리를 잘라서 가지에 얹고, 등을 갈라서 배에 붙이고, 눈에 칼자욱을 내어 더 잘 보이도록 하고, 귀를 잘라서 더 잘 들리도록 하려는 것과도 같은 것이다.

포박자가 말했다.

일정한 방법도 없이 임기응변의 방책만을 원하고, 효과에서는 아무런 달라진 바도 없으면서 언제나 세상을 떠나 변화시키는 일만을 좋아함은 마치 키가 큰 말의 다리를 잘라서 낮은 수레에 맞추려 한다거나, 발가락이나 발뒤꿈치를 깎아내어서 작은 신발에 맞추려 한다거나, 긴 칼을 잘라서 작은 칼집에 꽂거나, 한 자 정도의 보옥을 깨어서 작은 상자 속에 넣으려는 것과도 같다.

포박자가 말했다.

큰 파도를 멈출 수 있을 만한 대어(大魚)는 좁은 골싸기 시냇물에서는 나오지 않는다. 봉황이 앉을 만한 큰나무는 낮은 개밋둑에서는 나지 않는다. 천신(天神)이 나타내려는 위대한 말씀은 범용한 사람의 입에서는 나오지 않는다. 금판(金板)에 새길 만한 높은 계략은 보통 사람의 가슴 속에서 나오지 않는다. 백 아름이나 되는 나무를 보면 그 뿌리의 굵기를 알 수 있고, 당당한 대문장(大文章)을 보면 그 인품의 심오함을 알 수가 있다.

포박자가 말했다.

뽕나무숲이 울창하게 번성했다 해도 묘 위에 세우는 측백(測栢)나무를 대신할 수는 없다. 기름진 땅이 성곽을 따라 펼쳐진다 해도 흉년이 들면 소맷자락으로 얼굴을 가리고 쌀을 동냥하는 사람이 나오는 것을 어쩔 수 없다. 그런데 누에고치와 풀솜, 올이 굵은 명주와 고운 명주는 뽕나무에서 나오게 된다. 창고에 가득한 곡식은 흙으로부터 나온다. 그러므로 먼 장래를 생각하는 사람은 언제나 농업을 소중히 생각하고, 눈 앞에 보이는 일만을 생각하는 사람은 농사일은 작은 것이라 하여 장삿길로 나간다.

포박자가 말한다.

거친 것밖에 모르는 사람은 겉모양에만 집착하고 있다. 미묘한 부분까지 아는 사람은 그 정신까지 터득하고 있다. 시원(始原)을 보고 그 끝을 알 수 있는 자는 단서를 추리하여 그것을 알 수가 있다. 아무런 조짐이 없어도 앞을 볼 수 있는 사람은 형체있는 물건에 의지하지 않아도 된다. 그러므로 한낮에 천지를 본다 해도 그것으로는 아직 부족하다. 한밤중이라 할지라도 1분 1초의 물체를 분간할 수 있어야 참으로 뛰어난 눈이라 할 수 있다.

포박자가 말했다.

봄날 햇볕에 빛나는 향기로운 꽃이라도 가지를 떠나서는 오랫동안 피어 있을 수가 없다. 배를 삼킬 만한 큰 물고기라 해도 물을 떠나서는 살 수가 없다. 그러므로 미명(美名)만 있고 실질을 갖추고 있지 못한 자는 반드시 죽은 뒤에 세상의 평판이 있지 않으며, 지위만 높고 기량이 부족한 사람은 적에게 당하고 마는 실패를 면할 길이 없다.

포박자가 말했다.

쓴 약과 아픈 침을 견디고 참는 것은 생명을 앗아가는 질병을 고치기 위해서이다. 무거운 갑옷과 투구를 쓰는 것은 적의 칼날과 화살을 방지하기 위한 것이다. 괴로움을 무릅쓰고 청결한 절조를 지키려 하는 것은 남보다 뛰어난 일을 하기 위함이다. 진정한 충고를 거슬리지 않고 받아들이려는 것은 정도를 벗어날 미혹을 없애기 위한 것이다.

포박자가 말했다.

봉황(鳳凰)도 마당에 있는 쌀알을 다투면 닭이나 집오리로부터 모욕을 당한다. 용이라 해도 가축들과 섞여서 자란다면 가축들로부터 바보 취급을 당한다. 그러므로 상산(商山)의 네 노인[47]은 심산에 은거하며 세속을 멀리 떠났고, 변수(卞隨)는 연못에 몸을 던져 천하를 탐내지 않는다는 명예를 온전히 지켰다.

포박자가 말했다.

깊은 우물 물이 아무리 맑은 것이라 해도 우물 속을 자주 쳐내지 않으면 진흙이 쌓인다. 아무리 토질이 좋은 밭이라 해도 자주 김을 매주지 않으면 잡초가 우거진다. 학문을 한다 해도 사색을 하지 않으면 의문만이 생기며, 강의를 듣는다 해도 정통으로 공부하지 않는다면 미혹에 빠져 아무것도 이룰 수 없다.

포박자가 말했다.

만금의 돈을 궤짝 속에 쌓아두기만 하고 인색하여 그것을 사용하지 않는다면 가난한 사람과 다른 바를 알 수 없으며, 재주를 가슴 속에 비장했다 하더라도 필설로 나타내지 않는다면 속인과 다른 바를 알 수 없다.

포박자가 말했다.

남위(南威)[48]나 청금(青琴)[49]은 으뜸가는 미인이었지만, 더욱 치장을 하면 아름다움은 훨씬 더한다. 안회(顔回), 자공(子貢), 자유(子游), 자하(子夏)[50] 등은 선천적으로 재주를 지닌 사람들이지만 사실은 반드시 고전에 의하여 지혜를 넓힌 것이다.

포박자가 말했다.

붉은 장막을 가리개에 붙여 드리우고 오색의 휘장을 덮으면 추한 모습이라 해도 가릴 수가 있다. 주홍색과 옻칠로 장식하여 눈이 어지러울 정도로 갖가지 빛깔을 칠하면 고목이라도 감출 수가 있다. 그러므로 육예(六藝)[51]를 갖추게 되면 아무리 야비한 자라 해도 군자로 변하며, 여러 사람들의 칭찬을 모으게 되면 아무리 고루한 사람일지라도 방탕한 귀족보다는 훨씬 위대해진다.

포박자가 말했다.
밀림이 무성하여 울창하면 새떼가 구름처럼 모여든다. 심연(深淵)이 넓으면 물고기떼들이 앞을 다투어 모여든다. 덕이 높고 하는 일이 광대하면 마음을 정한 자들이 모여들고, 사소한 잘못을 개의치 않고 인재를 등용하면 멀고 가까운 것을 막론하고 사모하여 모여든다.

포박자가 말했다.
새를 쫓고 빛을 쫓는 명마(名馬)라 하더라도 여량(呂梁)의 폭포[52] 속을 날아갈 수는 없다. 파도를 가르며 깊은 물 속을 헤엄쳐 가는 대어(大魚)라 할지라도 험한 고갯길을 오르거나 높은 나무 위로 올라갈 수는 없다. 그러므로 이주(離朱)는 백 보나 떨어진 곳에서 머리카락 한 올까지 볼 수가 있지만, 음악소리를 듣고 그것이 바른 음조인지 속된 음조인지를 구별할 수는 없었다. 사광(師曠)은 신기(神技)에 가까운 묘한 화음(和音)을 연주할 수 있어도 지척 간의 물건이 검은 것인지 흰 것인지는 분간할 수가 없다.

포박자가 말했다.
 사방의 창문53)을 활짝 열어놓으면 태양은 그 빛을 아낌없이 비춰 넣는다. 만 길 골짜기가 스스로 비어 있으면 모든 빗물이 저절로 흘러든다. 그러므로 서민의 의견을 널리 들어주는 제도를 마련한다면 여러 가지 진귀한 소문을 모을 수가 있다. 현명한 사람을 환영하는 화롯불을 계속 피워 놓는다면 소 치는 사람 중에서도 뛰어난 선비가 출현한다. '비방(誹謗)의 나무'54)를 세우면 반드시 위정자는 자신의 잘못을 알게 된다. '감간(敢諫)의 북'55)을 매달아 놓으면 반드시 직언(直言)을 듣게 된다.

포박자가 말했다.
 말할 수 있는 자는 누구나 요(堯)를 칭송한다. 그러나 요의 정치라고 모두가 좋은 것만은 아니다. 세상 사람들은 모두가 걸(桀)을 비난하고 있지만, 그렇다고 걸이 행한 것들이 모두 틀린 것이라고 할 수 없다. 그러므로 설령 한 그루의 나무가 시든다 해도 울창한 숲 전체로 볼 때는 변한 것이 없다. 다북쑥(蒿)이나 보리는 겨울에 난다 해도56) 찬바람이 초목을 시들게 하는 것은 면할 수가 없다.
 서시(西施)의 얼굴에 다소 흠이 있다 할지라도 미인임에는 변함이 없다는 것은 아름다움이 더 많기 때문이다. 모모(嫫母)의 얼굴에도 아름다운 점이 없는 것은 아니나 추녀임에는 변함이 없다는 것은 추한 정도가 심하기 때문이다.

포박자가 말했다.

생명과 명예 그 두 가지를 모두 완전히 하는 것은 매우 어렵다. 세상의 공적과 내심의 안정을 동시에 완성한 예가 거의 없다. 지혜를 버리고 무용한 인간이 되면 살아가기는 어려워도 절대로 안전하다. 유용한 인간으로서 세상에 어울려 살려고 하면 생활은 비록 안락할지라도 위험이 많다.

그러므로 매는 새를 잡을 수 있는 능력이 있기 때문에 사람에게 매이게 되고, 앵무새는 사람의 말을 지껄일 수 있기 때문에 새장에 갇히는 몸이 되었다. 옥덩어리는 그 아름다움 때문에 깨어지게 된다. 금, 은, 동은 세공물을 만들기에 알맞기 때문에 용해된다. 난초는 향기가 좋기 때문에 잘려진다. 가래나무는 익기의 재목으로 질이 좋기 때문에 베어진다. 그러므로 백익(伯益)[57]이 처음 우물을 팠을 때 용(龍)은 그것을 보고 멀지 않아서 못 밑바닥까지 쳐낼 것이라 생각하고 검은 구름 위로 올라갔다.[58]

맹휴(孟虧)[59]가 뭇새들을 길들이자 봉황은 그것을 보고 단혈산(丹穴山)[60]으로 돌아가버렸다. 자래(子來)[61]는 병이 들어서 죽게 되었을 때 천지(天地)란 커다란 화로에서 만물을 만들어낸다고 하는 위대한 조화(造化)에 감탄하여 기꺼이 몸을 맡겼다.[62] 장자(莊子)는 제사의 제물이 된 소를 보고, 한때 맛있는 먹이와 수놓은 옷으로 들뜬 기분이었던 것을 생각하여 불쌍히 여겼다.[63]

포박자가 말한다.

1만 마리의 큰 사슴이 뿔을 기울이면 아무리 사나운 호랑이라도 이빨을 감춘다. 작은 새라도 천 마리가 모여 집단을 이루면 사나운 새라 해도 발톱을 오무리고 만다. 그러므로 사방의 나라들이 나쁜 말을 퍼뜨리면 주공(周公)과 같은 성인이라 할지라도 어쩔 수 없게 된다.[64] 정치를 비방하는 소리가 거리에 넘치게 되면 자산(子産) 같은 사람도 그 말을 막을 수가 없다.[65]

포박자가 말했다.
남위(南威)나 서시(西施)의 아름다움은 구태여 화장할 필요가 없다. 하지(夏至)의 더위와 동지(冬至)의 추위는 인간이 숨을 내쉬거나 들이쉬어도 증가하지 않는다. 그러므로 도량이 큰 사람은 남보다 뛰어남을 나타낼 풍채를 가꾸지 않는다. 속세를 떠난 재능있는 선비는 세상에 수용되기 위한 명에 따위는 결코 바라지 않는다.

포박자가 말했다.
기린이 나타나거나 봉황이 날아 내리는 현상은 아무리 많이 일어난다 해도 좋다(태평한 징조). 여우가 울거나 올빼미가 우는 현상은 비록 자주 일어나지 않는다 할지라도 사람들은 꺼려한다(불길한 징조). 그러므로 어진 신하가 조정에 가득해도 현인을 구하는 군주의 마음은 만족하지 않는다. 반대로 아첨을 잘하는 몇몇 신하가 권력을 장악하고 휘두르면 충성스러운 이들은 이를 갈면서 분해한다.

포박자가 말했다.
힘이 센 장사는 맹분(孟賁)이나 오확(烏獲)[66]만이 아니다. 아름다운 미녀라면 정단(鄭旦)이나 모장(毛嬙)[67]만은 아니다. 발이 빠른 말을 든다면, 화류(驊騮)나 숙상(驌驦)[68]뿐만이 아니다. 명검이라면 침려(沈廬)나, 간장(干將)[69]만은 결코 아니다. 그러므로 무관(無冠)의 제왕으로서 공로를 세울 수 있는것은 동쪽 노(魯)나라의 구(丘-孔子)만은 아니다. 들판에 흩어진 백골을 묻는 자비심을 가지고 있는 것은 서쪽 주(周)나라의 창(昌-文王의 이름)만은 결코 아니다.[70]

포박자가 말했다.
아침 햇살에 봉황이 우는 소리가 들리면 아직은 은혜라고 할 만한 이익이 없다 할지라도 모든 사람이 바람이 부는 쪽으로 서서 고운 소리에 귀를 기울인다. 올빼미가 밤중에 지붕 위에 모이면 아직은 일 분 일 호의 손해도 없지만, 그 우는 소리에 귀를 막고 활을 겨눈다. 그러므로 좋은 말은 아무리 먼 곳에서라도 기뻐하기 마련이고, 악한 말은 아무리 가까운 곳에서 들린다 해도 거슬린다. 이것은 마치 햇빛과 달빛은 변하지 않으나 유성(流星)은 반짝 빛났다가 금방 사라져버리는 것과도 같은 것이다.

포박자가 말했다.

그림자는 실물의 모양과 다르지 않다. 이름은 그 실질과 전혀 동떨어진 의미로 수식되지는 않는다. 그러므로 수원(水源)을 떠난 물은 장강(長江)이 되어 동해로 흐를 수가 없으며, 제철에 피지 않은 꽃은 얼음과 서리를 견디며 오랫동안 피어 있을 수가 없을 것이다.

포박자가 말했다.

톱니 같은 이빨이 있는 짐승은 몸을 낮추어 엎드려 있다 해도 싫어한다. 사마귀는 발톱을 사납게 세우고 엎드리더라도 별로 두렵지 않다. 그러므로 군자는 헤진 갈옷을 입는다 해도 가볍게 보이지 않으며, 소인은 영달하여 화려한 의상으로 마차에 오른다 해도 그 모습에 무게가 없다.

포박자가 말했다.

기린은 국경 밖을 소요하기 때문에 덫에 걸리거나 함정에 빠질 염려는 없다. 봉황은 현포(玄圃)의 봉우리에서 날개를 펼치니 망에 걸릴 염려는 없다. 구태여 너구리처럼 굴을 파고 불안하게 살아갈 필요가 어디 있으며,[71] 기러기처럼 주살을 겁내어 갈대잎을 입에 물고 날 필요가 있겠는가.[72] 그러므로 잡혀서 난도질 당하는 것은 평소 짐승의 고기를 좋아했던 짐승이고, 삶거나 구워서 밥상에 올려지는 것은 반드시 마당에 태평하게 서 있던 새들이다.

포박자가 말했다.

귀가 밝다(聰)고 하는 것은 천 년 이상의 오랜 음악을 분간하고 흥망의 자취를 알아볼 수 있어야 한다. 눈이 밝다(明)는 것은 가난한 사람들 속에서 뛰어난 사람을 알아보고 세상을 구할 만한 기량이 있는 사람을 발탁하는 것을 말한다. 그러나 만약 훌륭한 음악을 들으면서도 그것을 이해하지 못하고 평범한 악사를 채용한다면, 그것은 계찰(季札)[73]과 같은 총명한 귀를 가졌다고는 말할 수 없다. 영매한 천재를 불우한 그대로 방치해 두고 보통 인물에게 나라의 정치를 맡긴다는 것은 밝은 눈을 가졌다고 말할 수 없다.

그러므로 사람을 분간할 수 있는 안목이 없는 자와 뛰어난 인재를 등용하는 일로 상담한다는 것은 마치 장님에게 오색을 가리키라고 하는 것과 같다. 자기보다 나은 사람을 시기하는 자와 정의감이 강한 현인의 발탁을 상담하는 것은 갑옷을 만드는데 여우와 상담하는 것과도 같은 것이다.

포박자가 말했다.

준마는 험준한 비탈길을 치닫기가 위험하고 괴로운 일일지라도 집이나 지키는 개노릇은 하고 싶은 생각이 없다. 봉황은 얼음과 서리만이 덮인 들판에서 기갈(飢渴)이 난다 해도 길러서 잡아먹히는 새가 되고 싶지는 않다. 백이와 숙제는 수양산 속에서 굶어죽을지언정 고고한 정신을 녹대(鹿臺)[74]의 부귀와 바꾸고 싶은 생각은 없었다. 하병(何竝)[75]은 가난으로 고생스러웠지만, 동산(銅山)의 풍요함을 위해서 절조를 팔려고 하지는 않았다.

포박자가 말했다.

의기투합하는 상대라면 산이나 바다가 가로막고 있다 해도 결코 멀지 않으며, 살아가는 법이 다른 상대라면 엎어지면 코 닿을 만한 곳에 있다 할지라도 결코 가깝다는 생각이 안 든다. 그러므로 산을 넘고 물을 건너 멀리서도 놀러 오는 사람이 있는가 하면, 이웃에 살면서도 인사조차 하지 않는 이도 있다.

●

포박자가 말했다.

화려한 곤룡포의 현란함은 한 가지 생각만으로 된 것이 아니다. 숭산이나 대산의 높이는 한 삼태기의 흙으로 쌓을 수는 없다. 그러므로 아홉 분의 명신(名臣)에게 맡겨서 주(周)나라 무왕(武王)의 천하평정의 위업은 이루어졌다.[76] 28인의 선비가 장군의 직책을 맡게 된 것이야말로 광무제(光武帝)를 보필하는 공적을 세운 것이다.[77]

포박자가 말했다.

규룡(虯龍)은 날개도 없으면서 하늘을 날고, 등사(螣蛇)[78]는 다리가 없지만 번개처럼 달린다. 자라는 귀도 없으면서 소리를 잘 들을 수 있고, 지렁이는 입도 없으면서 울음

소리를 낸다. 그러므로 고요(皐陶-皐繇)⁷⁹⁾는 벙어리였지만 능변가(能辨家)에 못지 않게 일을 처리했다.⁸⁰⁾ 진(晋)의 사광(師曠)은 장님이었지만⁸¹⁾ 이주(離朱)와 마찬가지로 눈이 밝았다.

포박자가 말했다.

높은 벼슬에 오른 자라 하여 그 지위에 어울리는 재능을 지니고 있다고는 할 수 없다. 명예가 높은 사람이라고 하여 반드시 그 이름에 어울리는 실질이 있다고 할 수는 없다. 그러므로 톱니빨은 음식을 씹을 수 없으며, 키(箕)에는 혀가 있으나 맛을 알 수는 없다. 항아리에는 귀가 있지만 소리를 분간하지 못한다. 짚신에 코가 있지만 냄새를 알 수는 없다. 솥에는 눈이 있으나 달빛을 볼 수 없으며, 침상은 다리가 있으나 한 자의 거리도 걸어갈 수가 없다.

포박자가 말했다.

길을 가는 사람은 강한 활을 쏘아도 과녁에 적중하지 못하지만, 양유기(養由基)⁸²⁾가 활을 쏘는 모습을 보고 활쏘기를 멈추지 않으면 숨이 차서 빗나갈 것을 예견하였다.⁸³⁾ 안회(顔回)는 고삐를 끌어당겨 채찍을 휘두르지는 않았지만, 동야자(東野子)가 말을 모는 것을 보고 말이 지쳐 있으므로 곧 쓰러질 것이라고 예언하였다.⁸⁴⁾ 그러므로 장기의 말도 사용할 줄 모르면서 그 승패를 알 수 있는 사람이 있다.

거문고의 현의 장단도 맞추지 못하면서 바른 가락의 음악과 속된 가락의 음악을 분간해내는 사람이 있는 것이다.

포박자가 말했다.
1만 무(畝)나 되는 그늘을 드리우는 큰 나무는 반드시 높은 산에 있기 마련이다. 언덕을 치달아 하늘에 닿을 듯한 물줄기는 반드시 판동(板桐)[85]에서부터 비롯된다. 세상에서 흔히 볼 수 없는 수훈은 반드시 뛰어난 기량을 지닌 자라야만이 이룰 수 있으며, 기울어지는 나라를 안정시키는 묘책은 반드시 속세를 떠난 사람들의 생각에서 나온다. 그러므로 초명[86]이 사는 작은 둥지에는 바람을 헤쳐 갈 날개가 생길 수 없으며, 시궁창 속에서 밤을 밝히는 구슬이 생길 리가 없다.

포박자가 말했다.
돌풍(突風)이나 회오리바람이 불면 야화(野火)는 더욱 사납게 타지만, 반딧불 정도의 작은 불은 오히려 꺼져버리고 만다. 단비가 내리면 곡식은 무르익어가지만, 고목(枯木)은 더욱 빨리 썩어버린다. 붉은 칠을 한 화려한 마차는 훌륭한 이들이 타고 다닐 수 있는 보물이지만, 능력도 없는 사람이 타게 되면 화를 당하고 만다. 솥에 담긴 성대한 음식은 실력있는 사람에 대한 보수(報酬)이지만, 무력한 사람이 그것을 받으면 허리가 뒤틀려 쓰러져버린다.

포박자가 말했다.

코뿔소를 잡아서 그 가죽으로 갑옷을 만든다. 그러면 장군의 옷차림이 된다. 물총새를 죽여서 그것을 장식품으로 만든다. 그리고 황후나 왕비의 머리에 꽂는다. 비록 출세를 했다 할지라도 코뿔소나 물총새와 같은 신세가 되고 보면 차라리 숲속이나 개암나무 그늘에 숨어서 살아가는 편이 훨씬 더 나을 것이다.

그러므로 점치는 데 사용되는 거북이라 할지라도 차라리 흙탕물 속에서 꼬리를 끌고 다닐지언정 등이 쪼개져 비단에 잠긴 채 장농 속에 넣어지는 것은 원하지 않는다.[87] 늪지에 사는 꿩이라도 열 발자욱 거리의 먹이를 날아가 쪼을지언정 닭이나 집오리처럼 사람이 주는 먹이를 받아먹다가 마침내 잡혀먹히는 화를 당하고 싶지는 않다.[88]

포박자가 말했다.

부분적인 재능만으로는 전체의 일에 충족할 수 없으며, 한 가지 장점만으로는 많은 단점을 구제할 수 없다. 그러므로 닭은 새벽이 다가옴을 알 수는 있지만, 우주의 주기를 알 도리가 없다. 백조는 야반(夜半)의 시각을 알 수가 있지만[89] 태양의 궤도를 알 수는 없다. 산비둘기는 내일의 맑고 흐린 날씨를 예견할 수 있지만[90] 천문(天文)을 밝힐 수는 없다. 뱀과 개미는 지하수가 있음을 알 수가 있으나 지리(地理)를 알 수가 없다.

포박자가 말했다.

금령이 분명하지 않으면서 엄한 형벌로 혼란함을 안정시키려 하고, 전략(戰略)이 세련되지 못하면서 병력(兵力)을 다 모아서 이웃나라를 침공하고져 함은 마치 논의 벼들을 베어서 황충을 토벌하고, 나무를 베어서 좀벌레를 죽이고, 독을 마셔서 이와 벼룩을 없애고, 집을 철거함으로써 참새와 쥐를 쫓아버리는 것과도 같다.

포박자가 말했다.

예리한 검(劍)이라 할지라도 둔탁한 광석(鑛石)으로부터 만들어진다. 밝은 불은 아무런 빛도 없는 나무로부터 생긴다. 귀하게 여기는 진주는 천한 조개 속에서 나오며, 아름다운 옥이라 해도 보잘 것 없는 옥돌 속에서 생산된다. 그러므로 부모가 옳지 못한 사람이라 하여 순(舜)의 인격을 격하시켜 생각할 수는 없으며, 선조의 신분이 비천(卑賤)하다하여 위청(衛靑)이나 곽거병[91] 같은 사람을 무시해서는 안 된다.

포박자가 말했다.

생각대로 일이 잘되면 얼굴에 웃음이 떠오르고, 생각대로 안 되면 얼굴색이 수척해진다. 뿌리가 썩으면 가지가 시들고, 수원(水源)이 얕으면 강물은 곧 마르고 만다. 즉, 내부의 것들은 겉으로 나타나기 마련이고, 가까이 있을 때

잘 몰랐던 것도 멀리 있으면 뚜렷하게 알려진다.

포박자가 말했다.

요염한 모습과 아름다운 얼굴은 그 형태와 빛깔은 고르지 않다 해도 인간에게 기쁜 정을 주는 점에서는 모두 같다. 현(絃)과 대나무, 금속, 돌 등으로 만들어진 악기는 그 음계(音階)와 음질(音質)이 제각기 다른 것이긴 해도 즐거운 소리로 들린다는 점에서는 다를 것이 없다.

작살이 하늘을 날고, 낚싯줄이 물에 잠겨지고, 어망을 던지고, 덫을 놓는 것 등은 그 방법은 각기 다른 것이지만 짐승을 잡는다는 점에선 모두가 같은 것이다. 나라에 공을 세우는 것과 야에서 세상을 선도하는 것은, 살아가는 방법은 비록 다르다 할지라도 인간에게 없어서는 안 될 귀중한 것이라는 점에서는 일치하고 있다.

포박자가 말했다.

이익(利益)이 많은 것은 반드시 손해도 많기 마련이고, 질(質)이 좋은 것은 반드시 재난(災難)을 불러들이기 마련이다. 그러므로 남방의 새는 깃이 곱기 때문에 죽음을 당하고, 굴 속에 숨어 있는 표범도 그 모피(毛皮)가 아름답기 때문에 죽게 된다. 또 뱀장어나 잉어가 많은 깊은 연못은 사람들이 쳐내기 마련이고, 사슴이 많이 살고 있는 숲은 불태워지며, 황금이나 보석이 쌓이면 강도가 들어오기 마련이며, 명성이나 지위가 높아지면 질수록 수심이 많아지기 마련인 것이다.

포박자가 말했다.

가을 바람이 석양에 불면 갈로 만든 부채는 버리게 된다. 산길을 오르려고 할 때면 작은 배는 필요 없게 된다. 전쟁이 일어나면 문관(文官)은 물러나고, 세상이 평화로워지면 무관(武官)이 물러나게 된다.

포박자가 말했다.

만 금(万金)의 가치가 있는 물건은 실물을 보지 않는다 해도 그 좋고 나쁜 것을 구별할 수 있으며, 가지만으로 몇 아름이나 되는 나무는 둘레를 재어 보지 않아도 그 줄기의 굵기를 알 수가 있다. 그러므로 하늘에 닿을 듯 치솟는 파도를 보면, 그것이 빗물이 고인 웅덩이에서 나온 것이 아님을 알 수가 있고, 당당한 문장(文章)을 보면, 그것이 주석가(註釋家)의 필치가 아님을 알 수가 있다.

포박자가 말했다.

붉은 꽃과 푸르른 풀은 비탈진 산기슭에서도 자라며, 보랏빛 영지(靈芝)나 향기 짙은 꽃은 반드시 염분이 없는 땅에서만 나는 것이 아니다. 그러므로 순(舜)으로부터 검은 홀을 받고 홍수(洪水)를 다스리는 중책을 성실히 이행했던 우(禹)는 전날 순(舜)으로부터 유배당했던 죄인 곤(鯀)의 아들이었고, 요(堯)의 조묘(祖廟)로부터 역수(歷數)를 이어받아 제왕이 된 순(舜)은 시기심과 잔소리가 심했던 부모 사이에서 태어났다.

포박자가 말했다.

옳은 말은 집안에서 한 것이라도 멀리까지 그 호응을 받을 수 있지만, 옳지 못한 말은 가까이 있는 사람도 듣지 않고 거역하려 한다. 그러므로 송(宋)나라의 상공에 나타난 요성(妖星)은 경공(景公)의 바른 말에 감농하여 궤도마져 변경시켰고,[92] 은(殷)나라 주왕(紂王)이 폭정을 자행하자 친형인 기자(箕子)까지도 나라 밖으로 달아나버렸다.

왕의 덕이 널리 알려지면 소광(少廣)[93]의 먼 땅으로부터도 네 개의 옥가락지가 왕궁에 찾아들고, 조고(趙高)와 같은 음흉한 악인이 정권을 잡으면 사슴이라도 말로 변해버리고 만다.[94]

포박자가 말했다.

형가(荊軻)[95]와 주해(朱亥)[96] 등은 비겁한 자들 사이에서 용기를 나타내지 않으며, 맹분(孟賁)[97]이나 풍부(馮婦)[98]는 마을의 건달패에겐 칼을 휘두르지 않는다. 대유(大儒)나 석학(碩學)들은 천박한 무리들에게 진지한 이론을 말하려 하지 않는다. 달인(達人)이나 위인(違人)은 세속의 일들에 언제나 상관하려 하지 않는다.

포박자가 말했다.
빙빙 돌리거나 서로 양보하는 행동만으로는 적을 막는 방법이 못되며, 갑옷이나 투구는 궁중에서 입는 장식품이 결코 아니다. 태대(太帶)를 앞에 드리우고 옥을 허리에 찬 그런 옷차림으로는 칼을 뽑아서 싸울 수도 없으려니와, 자로 재듯이 조용히 걸어가는 태도로는 불을 끄거나 물에 빠진 사람을 구해낼 수 없다.

포박자가 말했다.
천지(天地)가 만물을 낳아 기르지만, 아무도 그 은혜를 알지 못함은 그 이익이 너무도 크기 때문이다. 성인(聖人)이 만민을 감화시키고 있지만, 사람들이 그 베푼 뜻을 모르는 것은 그 지배가 무형(無形) 속에서 행해지기 때문이다. 그러므로 눈으로 보고, 그것을 아는 자가 적으며, 그 정도를 헤아릴 수 있는 분량은 너무도 작다.

포박자가 말했다.
아영(娥英)[99]과 태임(太任)[100]과 태사(太似)[101]는 누에를 치고 천을 짜는 기술이 있었지만, 그것으로 부인(婦人)들의 귀감이 된 것은 아니며, 은(殷)나라 탕왕(湯王)이나 주(周)나라 무왕(武王), 한(漢)나라 고조(高祖)는 자질구레한 행동을 잘함으로서 이웃의 칭찬을 받으려고는 하지 않았다. 그러므로 해와 달, 별들을 우러러보는 자는 우물 속을 살펴볼 여유가 없으며, 소(韶)[102]나 호(濩)[103]에 귀를 기울이는 자는 세상의 음탕한 음악을 들을 틈이 없다.

포박자가 말했다.
살갗만 보고 그 속에 있는 것을 논할 수 없는 경우도 있으며, 겉모습만 보고 그 핵심을 알기 어려운 경우가 있다. 공자(孔子)는 상가집 개처럼 야위었고,[104] 주공(周共)은 생목을 자른 것처럼 투박하고,[105] 고요(皐陶)의 얼굴은 가재와 비슷했다.[106] 이윤(伊尹)의 모습은 고목인지 해골인지 알 수 없을 정도였다.[107] 한편 용양군(龍陽君)[108]이나 송조(宋朝)[109]는 아름답기는 해도 흙으로 빚은 머리 위에 야광주를 얹어 놓은 것과도 같았다. 적유(籍孺), 동현(童賢), 등통(鄧通)[110] 등도 비단이나 명주로 먼지를 싼 것과도 같았다.

포박자가 말했다.
요(堯), 순(舜)과 같은 성인이라 할지라도 사람이 너무 어리석으면 감화시킬 수가 없다. 그러므로 자기의 자제들에게는 교육이 미치지 못했다.[111] 걸(桀), 주(紂)와 같은 폭군이라 할지라도 사람이 너무 어질면 그 마음을 변하게 할 수는 없다. 그러므로 주(紂)는 세 사람의 인자(仁者)[112]를 악으로 물들게 할 수는 없었다.

포박자가 말했다.
아무리 큰 것이라 해도 변화시킬 수 없는 것이 있으며, 아무리 작은 것이라 해도 빼앗을 수 없는 것이 있다. 그러므로 한겨울의 얼음이나 서리라 할지라도 콩과 보리의 새싹을 시들게 할 수는 없으며, 한여름의 더위라 할지라도 설산(雪山)의 얼음을 녹일 수는 없다. 바닷물을 말아올리는 회오리바람이라 할지라도 우물 속의 잔잔한 물을 끌어올릴 수는 없으며, 모든 초목을 자라게 하는 봄빛이라 할지라도 시들어진 고목에 다시 꽃을 피울 수는 없다.

포박자가 말했다.
화씨(和氏)의 옥(玉)도 숫돌에 힘입어 빛을 내며, 심려(沈閭)와 맹노(孟勞)[113]도 초(楚)나라 숫돌에다 갈므로써 날카로운 칼날이 된다. 준마(駿馬)도 왕량(王良)과 백락(伯樂)[114]의 손을 기다려서 비로소 먼 길을 달릴 수 있고, 아무리 좋은 소질을 가지고 있다 할지라도 엄한 교육을 받고 나서야 그 덕을 이룰 수가 있다.

포박자가 말했다.

난조(鸞鳥)와 악작(鷟鸑)은 아무리 배가 고프다 할지라도 요리사의 새장에서 길러지는 것은 원하지 않는다. 승황(乘黃)과 천록(天鹿)[115] 등은 아무리 굶주린다 해도 탁용구(濯龍廐)[116]에서 꼴을 먹고 사는 것을 즐겨 하지 않는다. 그러므로 매미를 잡는 노인은 매미를 쫓기에 정신이 팔려 만물의 존재를 잊어버렸고,[117] 복수(濮水)에서 낚싯줄을 드리운 장자는 초(楚)나라의 대신이 되어달라는 간청을 냉담하게 뿌리쳤다.[118]

　포박자가 말했다.
　하늘은 둥글고 땅은 네모나기 때문에 그 형상이 다르며, 하늘은 움직이나 땅은 멈추고 있기 때문에 그 상태가 다르다. 그러므로 하늘을 상징하는 건(乾)의 괘(卦)에는,
　「천행(天行)은 건(健)하다(하늘의 움직임은 끊임없다).」
하여 찬양하고, 또 땅을 상징하는 곤(坤)의 괘에는
　「안정(安貞)하고 길(吉)하다.」
고 하여 그것을 찬양하고 있다. 해와 달과 오성(五星)과 사계(四季)는 항상 순환함으로서 그 기능을 다하고, 오악(五嶽)과 육주(六柱)[119]는 조용히 버티고 서서 진정(鎭靜)한다. 그러므로 송(宋)나라의 묵자[120]와 초(楚)나라의 신포서(申包胥)[121]는 동분서주하여서 나라를 구했고, 단간목[122]과 호소(胡昭)[123]는 무위(無爲)로서 적들을 물리쳤다.

포박자가 말했다.

산야에 은거하여 만족하는 사람은 몸은 빈궁해도 마음은 편안하다. 천하 국가를 걱정하여 열심히 일하는 사람은 생활은 안락할지언정 마음이 괴롭다. 그러므로 물항아리를 지고 밭에 물을 뿌리는 생활은[124] 대신으로써 천하를 경영하는 생활보다 즐겁다. 마음에 내키지 않는 나라의 쌀을 먹지 않고, 산 속의 고사리를 먹고 지낸다 해도(백이와 숙제) 왕후(王候)의 요리보다 맛이 있다. 지팡이를 짚고 빈(豳)을 떠난 주(周)의 대왕[125]은 왕자로서의 심노(心勞) 때문에 건육(乾肉)처럼 야위었고, 밤을 세우며 정무에 애쓰던 주공은 겹치는 과로로 목숨을 단축시켰다.

포박자가 말했다.

어진 사람과 잔인한 자와는 천지의 차이가 있다. 선인(善人)과 악인은 흑백(黑白)의 차이가 있다. 추우(騶虞-인수)는 발걸음을 조심하여 개미 한 마리라도 밟지 않으려 하나, 승냥이와 이리들은 다른 짐승의 무리들을 에워싸고 몰살하려 한다. 우경(虞卿)은 조(趙)나라 재상의 자리를 버리면서까지 곤궁에 빠진 친구인 위제(魏齊)를 구제하려고 하였으며,[126] 화흠(華歆)[127]은 삼공(三公)으로 초빙된 것을 사양하고 다른 현자를 추천하였다. 이와는 반대로 이사(李斯)는 한비(韓非)가 자기보다 뛰어난 것을 시기하여 그를 죽였고, 방연(龐涓)[128]은 자기의 실력이 손빈(孫殯)에게 미칠 수 없음을 알고 그의 발을 자르는 형벌에 처하게 했다.

포박자가 말했다.

상대방의 장점을 살릴 수 있다면 어떤 사람이라도 버릴 것이 없으며, 상대방의 단점만을 보고 책하려 한다면 마음에 드는 사람은 찾을 수 없다. 그러므로 안개처럼 얇고 가벼운 명주옷은 아름답기는 해도 결코 화살을 막을 수는 없으며, 심려(沈閭)나 거궐(巨闕)[129] 같은 명검은 예리하긴 해도 발에 박힌 가시를 뽑아내는데는 아무런 소용이 없다.

포박자가 말했다.

작은 흠이 있다 하여 큰 그릇을 망치지는 않으며, 사소한 결점은 빼어난 재능을 발휘하는 데 아무런 장애가 될 수 없다. 태양 속에는 세 발 달린 새가 있고 달 속에는 두꺼비가 있지만, 그것이 하늘을 밝히는 밝은 빛을 방해할 수는 없다. 황하(黃河)는 흙탕물을 삼키고 있지만 산이라도 삼킬 듯한 도도한 물결에 아무런 지장이 없다. 관중은 사치를 좋아하여 대문 안에 눈을 가리는 벽을 세웠지만 천하 통일이라는 위업(偉業)을 버리지 않았으며, 소하(蕭何)는 백성들의 논을 헐값으로 사들이긴 했지만 한(漢)나라의 명재상(名宰相)으로서의 능력을 손상시키지는 않았다. 사마상여(司馬相如)는 탁씨(卓氏)의 딸을 꼬여 달아났지만 그의 문재(文才)를 망칠 정도는 아니었다. 진평(陳平)은 하급관리 시절에 뇌물을 받은 일이 있었지만, 그것으로서 고조(高祖)의 군사(軍師)로서 역량을 발휘하지 못하지는 않았다.

포박자가 말했다.

 호랑이와 표범이라 할지라도 파도 속에서는 포효할 수 없고, 등사라 해도 안개가 끼지 않은 날은 하늘을 날아오를 수 없다. 꿩이나 토끼를 잡는 데는 봉황이라 할지라도 매만 못하며, 쟁기를 끄는 데는 용이라 할지라도 소만 못하다. 그러므로 아무리 용기있는 장수라 할지라도 태평한 세상에는 쓸모가 없으며, 뛰어난 학자라 해도 전란의 시대에는 존중되지 않는다.

 포박자가 말했다.

 한 대의 수레에 매달아 머리를 나란히 하면 준마라 할지라도 절름발이 말이나 다를 바가 없다. 숲을 떠나 우리 속에 갇히게 되면 원숭이라 하더라도 너구리와 다를 것이 없다. 용천(龍泉) 같은 명검이라 할지라도 칼집 속에서 뽑지 않는다면 납으로 만든 칼과 다를 것이 없다. 비록 재능이 있다 할지라도 힘이 모자라면 영준한 자도 범인과 다를 것이 없다. 그러므로 둔한 말과 함께 달리는 준마에게 천 리를 달리던 속도를 요구하고, 하찮은 일로 쫓기고 있는 현자에게 세상을 구할 공훈을 요구한다는 것은 미혹(迷惑)하다고 하지 않을 수 없다.

 포박자가 말했다.

 씀바귀(荼)를 버리고 쑥을 먹는 자는 반드시 맛을 구별하

지 못하는 자일 것이며, 옥을 버리고 돌을 줍는 사람은 반
드시 보석을 알아보지 못하는 자이다. 소(韶)의 음악을 경
멸하고 북방의 속곡(俗曲)을 즐기는 자는 신들을 강림하게
하거나 봉황을 불러들일 수 없다.[130] 준수한 자를 버리고
범인을 등용하는 자는 도의를 천하에 펴고 태평한 세상을
만들 수 없다는 것을 알 수 있다.

포박자가 말했다.
행(幸), 불행의 지당한 이치를 달관한 사람은 비록 빈궁
한 처지에 있다 하더라도 조급해 하지 않으며, 선천적으로
운명이란 것이 있음을 알고 있는 사람은 순조롭게 행해지
고 있을 때라도 방심하는 일이 없다. 그러므로 진흙 속에
빠져도 번민하는 일이 없으며, 높은 지위에서 영달을 누린
다 해도 득의한 얼굴빛은 볼 수 없다. 세 차례나 대신이
되고 세 차례나 파직되었지만, 얼굴색 한 번 변한 일이 없
는 영윤자문(令尹子文)[131]이 바로 그 사람이었다.

포박자가 말했다.
출세를 하고 못하는 것은 운명이다. 그러므로 빈부귀천
(貧富貴賤)으로 선비를 비교할 수는 없는 것이다. 좋고 나
쁜 것은 시세에 맞는가 안 맞는가에 의해서 정해진다. 그
러므로 명예(名譽), 불명예로 그 재능을 헤아릴 수[132]는 없
는 것이다. 시세(時勢)라는 것은 실력으로 어쩔 수 없다.

비운(非運)은 지혜로 피할 수 없다. 그러므로 태공망(太公望)은 아내로부터 버림받았고, 한신(韓信)은 거지가 되어서 굶주리는 젊은이였고, 소하(蕭何)[133]는 혼해빠진 하급 관리였고, 경포[134]는 도망친 도형수(徒刑囚)였다. 그들이 용의 모습을 뱀과 도마뱀 속에서 숨기고, 봉황의 날개를 굴뚝새 무리 속에서 몰래 접고 있었던 때는, 뛰어난 군주까지도 그렇게 보지 않을 수 없었다.

포박자가 말했다.

사령(四靈), 즉 용, 거북, 기린, 봉황은 그 모습을 감추고 있다 하더라도 태평의 상서로운 징조임에는 틀림없다. 은자(隱者)가 한가로이 밭을 갈고 있다고는 해도 그 자체는 나라의 보배라 함은 말할 것도 없다. 굳이 봉황에게 시간을 알리게 하고, 기린에게 자갈을 물리게 하며 은자를 번거로운 정무(政務)로 괴롭힐 필요가 있겠는가! 유용한 인물이라고 하는 것은 타인에게 대한 유용성(有用性)을 말하는 것이며, 무용이란 것은 사회적으로는 비록 무용한 것이 될지 모르나 자기 자신에게 있어서는 더없이 유용한 것이다. 자신을 중히 여기는 자는 명예욕 때문에 마음의 평정을 잃으려 하지 않으며, 자신의 생명을 중히 여기는 자는 물질욕 때문에 자신을 번거롭게 하려고는 않는다.

포박자가 말했다.

상대방의 재능을 헤아려 알맞은 지위를 내리는 군주는 결코 기량 이상의 공적은 요구하지 않는다. 스스로의 능력을 생각하고 지위를 받아들이는 신하는 힘에 벅찬 중임(重任)은 맡지 않는다. 그러므로 반딧불 정도의 작은 불을 끄는 데 창해를 번거롭게 할 필요는 없는 것이다. 한 근이나 한 량 정도의 물건을 들어올리는 데 오확(烏獲)[135]의 손을 빌릴 필요는 없다. 나무를 하고 소금수레를 끄는 데 준마의 다리를 이용할 필요는 없으며, 사소한 일을 해결하는 데 뛰어난 영재를 사용할 필요는 없는 것이 아닌가!

　포박자가 말했다.
　논도랑의 물 위에 큰 깃발을 단 군선을 띄울 수는 없다. 한 되, 한 홉들이의 그릇에 천 종(千鍾-1종은 50리터)의 물건을 담을 수는 없다. 반딧불은 세상 구석까지 고루 비치는 태양과 비견할 수는 없으며, 범인은 뛰어난 천재를 분간하지 못한다. 아마도 조물주가 사람에게 부여한 지능(知能)에도 각각 본질적인 차이가 있는 것이 아닌가 한다.

　포박자가 말했다.
　영[136] 지방 사람은 시골풍인 시끄럽고 음난한 음악을 아름다운 것이라 생각하고, 육경(六莖)[137]은 온화한 음악을 가벼이 여긴다. 범부는 귀에 듣기 좋은 칭찬의 말만 좋아하고, 몸에 이로운 말은 싫어한다. 그러므로 송옥(宋玉)은 사자(死者)의 영혼까지도 불러들이는 뛰어난 시(詩)를 알아줄 이가 없다 하여 방기(放棄)하지 않을 수 없었다.[138] 지혜 있는 선비는 충고를 받아들일 수 있는 아량이 있으므로 아무도 모르는 원대한 포부를 꾀할 수 있다.

포박자가 말했다.

옥(玉)이 산처럼 쌓이면, 그 중에는 반드시 흠이 있는 것이 있기 마련이다. 등림(鄧林)[139]의 무성한 숲은 천 리에 미치지만, 그 속에는 반드시 시들어진 고목이 있기 마련이다. 보물을 논할 경우 조그마한 흠 때문에 커다란 미를 버려서는 안 된다. 큰 것을 논할 경우 사소한 결점이 있다 하여 전체의 풍요함을 놓쳐서는 안 된다. 그러므로 장량이나 진평 같은 신하는 한 번은 군주를 배반했지만, 고조(高祖)를 위하여 기책을 말함으로서 왕좌를 안태롭게 하였다. 팽월(彭越)은 본래 도적의 무리였지만, 그러나 고조를 섬겨 천하를 태평하게 하는 데 큰 공을 세웠다.

포박자가 말했다.

오악(五嶽)은 우뚝우뚝 솟아 있다. 산중턱에는 지저분한 것들을 숨기고 있지만, 그렇다고 하늘에 닿을 듯한 높이에 아무런 지장이 없다. 창해에는 온갖 물로 가득히 채워져 있다. 거기에 흙탕물이 섞여 있긴 하지만, 그렇다고 끝없는 넓이에는 아무 상관이 없다. 그러므로 고요(皐陶)는 사

람이 마땅히 실천해야 되는 아홉 가지 큰 덕 중에서 관대
함을 으뜸으로 하였다.[140] 대중의 마음을 얻기 위해서이다.
공자는 널리 대중을 사랑하는 것을 주의로 삼고,[141] 조금이
라도 향상하고자 하는 이에게는 힘을 빌려주었다.[142]

■ 譯註

주1. 팔원팔개.
　8명의 온순한 사람과 8명의 선량한 사람이란 뜻. 옛날 고양
씨(高揚氏)의 여덟 제자(才子)와 고신씨(高辛氏)의 여덟 제자
를 칭함(左傳. 文公十八年). 순(舜)의 16인의 명신.
주2. 랑풍.
　곤륜산(崑崙山) 위에 있는 선경(仙境). (十洲記).
주3. 玄圃.
　곤륜산 위에 있는 선경. 다섯 개의 성과 열두 개의 누대로
이루어진 곳. 懸圃라고도 한다.
주4. 縣策·結綠.
　양(梁)과 송(宋)의 명옥.
주5. 빛은 ~ 나타난다.
　원문은「不証珍而體著」. 잘못이 있을 거라는 학자도 있으
나, 여기서는 그대로 해석했다.

주6. 韓信.
한(漢)나라 초기의 명장이다.

주7. 周勃.
한(漢)나라 초기의 명신.

주8. ~ 하지 못했다.
《史記》張釋之傳.

주9. 紀信.
한(漢)의 고조(高祖)가 항우(項羽)에 포위당했을 때 기신은 고조로 변장하고 대신 고조를 도망하도록 했으나 자신은 포로가 되어 화형을 당했다. 그러나 후회하지 않았다.

주10. ~ 않았다.
양주(楊朱)는 전국시대의 학자. 자기의 머리칼 하나가 천하를 구할 수 있다 해도 주지 않는다는 주의.

주11. ~ 비웃었고
진승(陳勝)은 젊은 시절 소작을 부쳤다. 소작을 부치며 그는 "내가 부귀하게 된다 해도 친구들을 잊지 않겠다"고 말하여 웃음을 샀으며, "제비는 홍혹(鴻鵠)의 큰 뜻을 알 리가 없다"고 탄식했다. 후에 진(秦)에 대해 최초로 반기를 들었다.

주12. 諸葛孔明.
촉(蜀)의 모신(謀臣), 유비(劉備)에게 발탁되기 전까지는 은거하여 와룡(臥龍)이라 불렀다.

주13. 淳鈞.
원문은 「淳鈞」인데, 교감기에 따라 고침.

주14. ~ 늦었지만
당시의 나이는 칠십 세.

주15. ~ 할지라도
《戰國策》楚.

주16. ~ 있었고
관중은 처음에는 환공(桓公)의 반대편이었다. 그러나 그 후 환공은 재상으로 중용하였다.

주17. ~ 세웠다.
범저(范雎)는 본래는 위(魏)의 중신이었으나, 수가(須賈)의 참언으로 인하여 진(秦)으로 달아나서 소왕(昭王)에게 원교근공책(遠交近政策)을 올려 응후(應侯)로 봉하게 되었다.

주18. 모모.
황제(黃帝)의 처. 추녀를 대표한다.

주19. 宿瘤.
제(齊)나라 민왕(閔王)의 처. 얼굴에 혹이 있다.

주20. 西施.
미인을 대표한다.

주21. 商臣.
초(楚)의 태자. 부왕을 시해했다.

주22. 小白.
제(齊)나라 환공의 젊은 때의 이름. 제나라 왕위를 놓고 형제끼리 다투었으나, 결국 쟁취했다.

주23. 季札.
오(吳)나라 왕자.

주24. ~ 만들어버렸다.
진(秦)의 장수 백기(白起)는 칠십여 성을 공략하여 한(韓), 조(趙) 두 나라를 멸망의 위기로 몰았다. 그때 범저(范雎)는

백기가 두 나라를 멸망시키고 공을 세우면 자기보다 윗자리에 앉게 될 것을 우려하여, 건의 군사는 지쳐 있다고 왕을 설득하여 마침내 한, 조 두 나라와 화평을 맺게 했다.

주25. 比干.

은(殷)나라 주왕(紂王)의 숙부.

주26. ～ 사형을 당했다.

田豊은 원소(袁紹)의 신하. 원소가 헌제(獻帝)을 모시라는 충언을 듣지 않고 대패하자, "田豊은 패보를 듣고 크게 웃었다."고 무고하였다. 결국 원소는 豊을 살해하고 말았다.

주27. 역양산.

강소성(江蘇省)의 산. 거문고의 좋은 목재가 생산됨.

주28. 大夏.

공상 속의 땅, 서남쪽.

주29. 后稷.

주(周)의 시조.

주30. 契.

은(殷)나라의 시조.

주31. 李斯.

진시황 때의 재상. 趙高의 모함을 받고 사형당함.

주32. 文種.

월왕 구천(越王句踐)의 신하. 범려와 함께 오(吳)를 멸망시키고 월을 패자로 만들어 놓았지만, 그 후 사형을 당했다.

주33. 卞隨.

하(夏)의 은자. 탕왕(湯王)이 천하를 넘겨주려 했다.

주34. 子路.

공자의 제자. 반란이 일어났을 때 왕을 위해 순직했다.

주35. 惠施.

위(魏)나라의 재상.

주36. ～ 도로 넣었다.

《淮南子》齊俗訓.

주37. 墨子.

침략 전쟁에 대한 반대를 주장하여, 교전국 사이를 발이 부르트도록 쫓아다니면서 전쟁을 막았다.

주38. 箕山의 翁.

천하를 물려주겠다는 堯의 말을 듣고 귀를 씻었다 한다.

주39. 여황, 익수.

모두 아름답게 꾸민 배들이다.

주40. 蒲梢·汗血.

양자는 모두 서역(西域)에서 기르는 명마의 호칭.

주41. 造父.

말을 잘 다루던 사람.

주42. 靑萍·豪曹.

모두 명검의 이름.

주43. 項羽·彭越.

초한(楚漢) 때의 호걸들.

주44. 만약 ～ 죽지 않겠는가

《詩經》相鼠.

주45. 玄州.

공상 속의 남쪽 나라.

주46. 공공은 ～ 달려서.

궤(蹶)라고 하는 동물은 앞다리가 짧고 뒷다리가 길기 때문에 걸어갈 수가 없다. 공공이 이것을 엎고 다니는 대신 궤로부터 먹을 것을 구해 먹는다.

주47. 상산의 네 노인
商山四老. 한(漢)시대의 네 사람의 은자들.

주48. 南威.
진(晋)나라 문공(文公)의 첩.

주49. 靑琴.
신녀(神女)의 이름.

주50. 顔回, 子貢, 子遊, 子夏.
모두 공자(孔子)의 제자들이다.

주51. 六藝
예(禮), 악(樂), 사(射), 어(御), 서(書), 수(數)의 여섯 가지 예술(《史記》孔子世家).

주52. 여량의 폭포.
呂梁의 瀧. 강소성 동산현에 있는 유명한 폭포.

주53. 四方의 窓.
원문은「四聰廣闢」인데, 四窓의 의미로 해석했다. 대체로 이 구절은 《書經》 舜典의 〈達四聰(달사총)〉에서 비롯되는데, 今文에서는「開四窓(개사창)」으로 지어진다. 聰과 窓은 통용된다. 《商書孔傳參正》에 상세하게 설명되고 있다.

주54. 誹謗之木.
일종의 탄원서나 진정서 같은 것으로서, 정치적 결함을 알릴 수 있도록 궁문 앞에 흰 나무판을 걸어 놓은 것.

주55. 敢諫之鼓.

'신문고'와 같은 것. 요(堯) 때부터 비롯된 것인데, 나라에 간언하고 싶은 사람은 이 큰 북을 치기만 하면 된다.

주56. ~ 난다 해도
《淮南子》地形訓(지형훈).

주57. 伯益.
하(夏)나라 우(禹)의 명신.

주58. ~ 올라갔다.
《淮南子》大經訓.

주59. 孟虧.
원문은「孟戲」이지만, 虧의 가차로 보고 역했다.

주60. 丹穴山.
봉황이 사는 산.

주61. 子來.
원문은「子永」인데,《莊子》大宗師에 보이는 子來,《淮南子》精神訓에 보이는 子來 중 어느 것의 잘못이라고 한다.

주62. ~ 몸을 맡겼다.
《莊子》大宗師.

주63. ~ 불쌍히 여겼다.
《莊子》列禦寇.

주64. ~ 없게 된다.
주공(周公)은 본시 전왕의 부탁으로 어린 성왕(成王)을 보좌하고 있었는데, 관숙(管叔)과 채숙(蔡叔)의 음모로 주공이 왕을 겨냥하고 있다는 소문이 나돌았다.

주65. ~ 막을 수가 없다.
정(鄭)나라의 자산(子産)은 한때 단념했던 개혁을 시도하여

나라의 제정 제도(財政制度)를 쇄신했다. 처음에는 백성들도 이를 이해하지 못하고, 도리어 원망하기까지 했다.

주66. 孟賁·烏獲.

두 사람 모두 옛날의 대역사(大力士).

주67. 정단, 모장.

모두 월(越)의 미녀들.

주68. 화류, 숙상.

모두 명마의 이름.

주69. 沈閭·于將.

명검의 이름.

주70. ～ 결코 아니다.

《淮南子》人間訓.

주71. ～ 어디 있으며,

《淮南子》脩務訓.

주72. ～ 필요가 있겠는가.

同上

주73. 季札.

오(吳)나라 현인. 노(魯)에 가서 여러 나라의 음악을 들려주고 각각의 국민성을 덧붙여 설명했다.

주74. 鹿臺.

주왕(紂王)의 궁전.

주75. 何竝.

한말(漢末)의 관리. 강직하기로 유명했다.

주76. ～ 이루어졌다.

《論語》泰伯.

주77. ~ 세운 것이다.
《後漢書》朱景王杜馬劉傳堅馬傳.
주78. 등사.
공중으로 날으는 뱀.
주79. 皐陶.
우(禹)의 사법관.
주80. ~ 일을 처리했다.
《文子》.
주81. ~ 장님이었지만
《韓非子》內儲說下.
주82. 養由基.
활쏘기의 녕인.
주83. ~ 예견하였다.
《史記》周本紀.
주84. ~ 예언하였다.
《筍子》哀公.
주85. 板桐.
신선이 살고 있는 산.
주86. 초명.
모기의 속눈썹에 알을 낳는다는 매우 작은 새.
주87. ~ 원하지 않는다.
《莊子》秋水.
주88. ~ 당하고 싶지는 않다.
《莊子》養生主.
주89. ~ 알 수가 있지만

《春秋說題辭》에서는 鵲.
주90. ~ 예견할 수 있지만
《淮南子》人間訓에서는 鵲.
주91. 위청, 곽거병.
양인은 한(漢)의 명장.
주92. ~ 변경시켰고,
천문관(天文官)이 요성(沃星)의 빌미가 경공에 미치고 있으니 대신이나 백성에게 옮겨가도록 해야겠다고 말했을 때 경공은 "나만 죽으면 될 것이다" 하고 단호히 거절했다. 이 말에 별도 감동한 것이다(《論衡》變虛).
주93. 小廣.
서왕모(西王母)가 살고 있다는 산.
주94. ~ 변해버리고 만다.
조고는 진나라 이세황제 때의 대신. 그가 황제 앞에서 사슴을 보고 말이라 하면 군신이 모두 그것을 말이라 불렀다.
주95. 荊軻.
진시황을 시역하려 했다.
주96. 朱亥.
신능군(信陵君)을 위하여 진비(晋鄙)를 격살했다.
주97. 孟賁.
제(齊)나라의 역사.
주98. 馮婦
진(晋)의 용사. 호랑이를 맨손으로 잡았다.
주99. 娥英.
순(舜)의 처.

주100. 太任.
문왕(文王)의 모친.
주101. 太似.
문왕의 처.
주102. 韶.
순(舜)의 음악.
주103. 濩.
탕왕(湯王)의 음악.
주104. ~ 개처럼 야위었고,
《史記》孔子世家.
주105. ~ 자른 것처럼 투박하고,
《筍子》非相.
주106. ~ 가재와 비슷하다.
《筍子》에서는 공자(孔子)의 모습을 말하고 있다.
주107. ~ 알 수 없을 정도였다.
《筍子》에는 수염도 눈썹도 없다고 한다.
주108. 龍陽君.
전국시대 위왕(魏王)이 총애하던 시동.
주109. 宋朝.
춘추시대 송(宋)의 공자.
주110. 籍孺, 童賢, 鄧通.
각각 한(漢)의 고조, 경제 문제의 총애를 받던 시동.
주111. ~ 미치지 못했다.
요(堯)나 순(舜)은 그 아들들이 어리석었기 때문에 다른 사람에게 제위를 물려주려 했다. 순의 동생은 이러한 형을 살해

하려 했다.

주112. 삼인의 仁者.
미자(微子), 기자(箕子), 비간(比干) 등.

주113. 沈闇·孟勞.
노(魯)의 명검

주114. 王良·伯樂.
두 사람 모두 말을 잘 다루던 사람.

주115. 乘黃·天鹿.
명마의 이름.

주116. 濯龍廐.
옛날 오(吳)나라 궁안에 있던 마굿간.

주117. ~ 존재를 잊어버렸고
《莊子》達生.

주118. ~ 냉담하게 뿌리쳤다.
《莊子》秋水.

주119. 六柱.
坻柱(지주) 등 여섯 개의 유명한 바위.

주120. 墨子.
초(楚)가 송(宋)을 공격했을 때 침략 전쟁의 부당성을 주장하고 이를 저지시켰다.

주121. 申包胥.
초(楚)가 오(吳)를 공격했을 때 그 위급함을 진(秦)에 알리고 원군을 빌면서 이렛 동안을 계속 울었다.

주122. 段干木.
전국시대의 현자. 관리에 등용된 일은 없지만 위 문후(魏文

候)는 그 문에 절을 하고야 지나갔다. 진(秦)의 군사는 그 말을 듣고 공격하지 않았다.

주123. 胡昭.

위(魏) 초기의 은자. 덕망이 높았기 때문에 반란군까지도 그 지방을 피해갔다.

주124. ~ 뿌리는 생활은

《莊子》天地.

주125. 주의 대왕

오랑캐들의 공격을 받고 왕이 없으면 공격하지 않을 것이라 하여 기(岐) 땅으로 떠났으나 백성들은 모두 왕을 따랐다.

주126. ~ 구제하려고 하였으며

범저(范雎)에 쫓겨 의뢰하러 왔다.

주127. 華歆.

위(魏)나라 사람.

주128. 龐涓.

전국시대 위(魏)의 군사(軍師).

주129. 沈閭·巨闕

명검의 칭호.

주130. ~ 불러들일 수 없다.

순(舜)이 소(韶)를 연주하면 신들이 강림하고, 봉황이 춤추며 내려온다 한다(《書經》益稷).

주131 今尹子文.

초(楚)나라 사람. 《論語》公冶長.

주132 명예 ~ 헤아릴 수

원문은 「榮辱不可以才量」. 교어는 才量을 量才로 고쳐야 한다고 함.

주133. 蕭何.
한(漢)나라 초의 명재상.

주134. 경포.
한초(漢初)의 명장.

주135. 烏獲.
옛날의 역사. 큰 솥(鼎)을 가볍게 들어올린다.

주136. 영.
초(楚)의 수도. 이 지방의 음악은 음탕하다고 한다.

주137. 六莖.
옛날 전옥(顓頊)의 음악을 말한다.

주138. ~ 방기하지 않을 수 없었다.
宋玉은 굴원(屈原)의 제자.《초혼(招魂)》의 작이 있다. 그 불우함은《對楚王問》에 보인다.

주139. 鄧林.
남방의 대삼림.

주140. ~ 으뜸으로 하였다.
《書經》皐陶謨.

주141. ~ 주의로 삼고
《論語》述而學而.

주142. ~ 힘을 빌려주었다.
《論語》述而.

권 39
(廣譬)
광비

광비(廣譬)는 삼십팔권의 박유(博喩)와 거의 같은 말이다. 본 편도 전 편과 같은 형식의 여러 가지 비유를 어록체(語錄體)로 역어져 있다. 전 편의 후속이라고 보아도 좋을 것이다.

전 편의 박유(博喩)와 본 편의 광비(廣譬)는 포박자 외편 50권을 통하여 그 보충적인 의미도 겸하고 있는 것 같다. 따라서 그 중에는 문장의 반복도 있으며, 또 유사한 비유가 나오기도 한다. 다만 포박자 외편의 골자를 추려 놓은 것 같다고 해서 축소판 같은 느낌마져 든다.

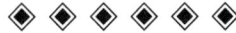

포박자가 말했다.

덕(德)을 세우고 한 번 말한 것은 반드시 실천하며, 품행이 온전하고 마음이 깨끗하면 이것도 일종의 부(富)가 된다.

반드시 보옥(寶玉)이나 비단 같은 것을 많이 쌓아두어야만 부가 되는 것이 아니다.

지조(志操)가 높고 세간에 맞추어 그 품위를 떨어뜨리지도 않으며 모욕을 받지 않는 사람도 신분이 높은 사람이라 할 것이다. 반드시 청색과 자색의 인수(印綬)를 모두 지니는 구경(九卿)이나 공후(公候)라야만 존귀한 것이 아니다.

속인(俗人)에게는 그 기량(器量)을 알 수 없고, 범부(凡夫)로서는 그 인품을 헤아리기 어려운 사람도 역시 고귀하다 할 것이다. 구름을 타고 무지개를 밟는 것만이 고귀한 것은 결코 아닌 것이다.

무엇을 물으면 그 지식의 원천을 헤아릴 수 없고, 또 무엇을 요구하면 그 재능의 모자람을 깨달을 수 없을 정도의 사람은 깊다고 할 것이다. 굳이 황하의 물 속 깊이 잠기고 바다 밑에 가라앉는 것만이 깊은 것이라 할 수는 없다.

이처럼 천하의 부(富)와 신분과 높이와 깊이를 두루 갖추고 있으면, 비록 텅 빈 가난한 집에서 살고 있어도 천하의 이익을 독점하는 왕후(王候)의 생활을 부러워할 것이 없다. 몸은 비록 새와 짐승들을 벗삼아 산 속에서 산다 할지라도 붉은 마차에 몸을 태우는 높은 신분을 탐낼 것이 없다.

포박자가 말했다.

물 속에 숨어 있는 용은 상서로운 구름을 기다려 비로소 하늘 높이 올라갈 수 있고, 숲속의 큰 새는 거센 바람을 타고 비로소 허공으로 날아오른다. 흰 물고기는 주(周)나라 무왕(武王)의 거사(擧事)를 기다려서 물 위로 뛰어오르고, [1] 흰 꿩(태평의 징조)은 주공(周公)의 치세(治世)를 기다려서 비로소 남쪽으로 날아갔다. [2]

노년의 태공망(太公望)은 주문왕(周文王)을 만나고서야 위수(渭水)에 드리운 낚싯대를 버렸고, 한신(韓信)과 영포(英布)는 한(漢)의 고조(高祖)를 만나고서야 난세를 평정하는 재능을 발휘할 수 있었다.

포박자가 말했다.

무(無)의 경지에서 정신을 맑게 닦는 사람은 자신의 육체가 존재하고 있다는 것조차 잊을 수가 있다. 높은 절조(節操)를 지키며 외계의 물질에 대해 눈조차 돌리는 일이 없는 사람은 부귀(富貴)를 잊을 수도 있다.

그러므로 심한 질병에 걸렸던 자여(子輿)는 빙긋이 웃으면서 조물주의 섭리에 기꺼이 응하였고, [3] 북쪽 기산(箕山)의 노인[4]은 유유히 깊은 산길을 거닐었다.

포박자가 말했다.

일반적인 원리는 모든 특수한 부분에까지 완전히 적용될 수는 없다. 인간의 능력 또한 모든 일을 겸할 수는 없다.

그러므로 햇빛과 달빛은 매우 밝지만 구름에 가리우는 경우도 있다. 산천(山川)은 일정한 곳에 있지만 때로는 그 장소가 달라질 수도 있다. 금과 보석은 딱딱한 것이지만 부드럽게 할 수도 있다. 얼음은 굳어 있지만 녹아서 물이 되어 버리기도 한다. 주공(周公)은 성인이었지만 백혼무인(伯昏無仁)[5]과 함께 구름 위로 높이 솟은 벼랑에서 발돋음을 할 수는 없었다. 아무리 공자(孔子)라 할지라도 여량(呂梁)[6] 사람과 수영을 겨루어 볼 수는 없다.

포박자가 말했다.

우뢰(雷)는 금속이나 돌로 만든 악기들과 화음을 이루기 위하여 그 소리를 작게 낼 수는 없다. 해와 달은 일정한 지점에 빛을 주기 위해서 특정한 상대만을 비출 수는 없다. 큰 강은 강을 빨리 건너가고자 하는 사람을 위하여 그 너비를 줄일 수 없다. 오악(五岳)은 산을 오르는 사람을 위하여 그 높이를 깎아내릴 수는 없다.

그러므로 큰 수레는 좁은 골목길을 지나기 위하여 수레폭을 줄일 수 없으며, 고결한 선비는 세속과 어울리기 위하여 그 절조(節操)를 버릴 수는 없는 것이다.

포박자가 말했다.

음양(陰陽)은 널리 만물을 도야(陶冶)하기 위하여 천하를 다스린다. 해, 달, 별들은 온 세상을 비춰 줌으로서 그 밝음을 과시한다. 숭산(嵩山)과 화산(華山)은 스스로 지저분한 것들까지 포용함으로써 그 대범함을 보여준다. 북명(北溟)[7]은 흙탕물까지도 삼켜버림으로서 그 광대함을 찬양받는다. 대석학은 어떤 제자라도 기꺼이 받아들여 지도함으로서 그 도(道)를 넓힌다. 위대한 정치가(政治家)는 박애(博愛)로써 모든 대중을 포용한다.

포박자가 말했다.
천년의 거북은 반드시 싸움을 위한 것은 아니라 할지라도 등딱지(甲)⁸⁾를 지고 있다. 기린과 봉황은 반드시 투쟁을 위한 것은 아니지만 각기 뿔과 발톱을 지니고 있다.
그러므로 뛰어난 젊은이는 평화로운 시대라 할지라도 검(劍)를 버리지 않으며, 위험이 예상되면 딱딱이를 두들기며 야경(夜警)을 하는 일을 범수어서는 안 된다.

포박자가 말했다.
남방(南方)에서 생산되는 황금은 깊은 산 속에 그냥 묻혀 있다 하여 그 자체의 가치가 하락하는 것은 아니다. 보옥(寶玉)은 풀숲에 깊이 묻혀 있다고 하여 스스로의 아름다움이 덜한 것은 아니다. 도(道)에 뜻을 둔 사람은 불우하다 하여 포기하고 변심하지는 않는다. 정의(正義)를 수호하는 사람은 남에게 칭찬을 듣지 못한다고 해서 세속과 타협(妥協)하지는 않는다.

포박자가 말했다.

곤륜산(崑崙山) 꼭대기에 올라보면 언덕이 얼마나 낮은 것인가를 알 수 있다. 대해(大海)에 배를 띄워보면 연못이나 호수가 얼마나 좁은 곳인가를 깨닫게 된다. 고전(古典)을 펼쳐보면 비로소 배우지 못한 사람이 얼마나 맹목적(盲目的)인가를 깨닫게 된다. 대도(大道)를 듣고서야 비로소 속세의 사람들이 얼마나 방황하고 있는가를 알 수가 있다.

포박자가 말했다.
혼탁한 수원(水源)에서 맑은 물이 흘러나오지는 않는다. 머리카락 정도의 뿌리에서 아름드리 가지가 나올 리 없다. 분촌(分寸)의 재에서 멀리까지 열을 주는 불길이 솟을 리가 없다. 문틈 정도의 동굴에 털이 아름다운 호랑이나 표범의 무리가 자랄 수는 없다. 갈구리처럼 굽은 형상에서 먹줄처럼 곧은 그림자가 생길 리 없다. 그러므로 수라장이 된 상층(上層)에서 정돈된 하층(下層)은 이루어지지 않는다.

포박자가 말했다.
옥(玉)이 환하게 빛나는 것을 보지 못하면 개와나 돌자갈이 얼마나 천한 것인가를 알 수가 없다. 호랑이와 표범의 모피(毛皮)가 아름다운 것을 보지 않으면 개나 양의 가죽이 얼마나 조잡한 것인가를 알 수 없다.
그러므로 양춘백운(陽春白雲—옛 곡명)의 구악장(九樂章)을 듣고서야 비로소 파(巴—지금의 사천성)의 속곡(俗曲)이

저속한 것을 깨닫게 되며, 정통 유학(正統儒學)의 넓은 문화를 알고난 후에야 비로소 배우지 못한 사람들의 어리석음을 동정하게 된다.

포박자가 말했다.

밑빠진 옥배(玉盃)는 온전한 토기(土器)만 못하다. 한 치나 찢어진 비단 슬갑(膝甲)은 단단한 가죽이나 목면에 미치지 못한다.

그러므로 하희(夏姬)[9]처럼 아름다워도 음란한 것은, 남편 복이 없어 외로이 살아가는 정결한 여인에 미칠 수 없으며, 부귀하다고는 해도 죄가 많은 생활은, 비록 빈천하기는 해도 하늘과 땅을 보고 부끄럽지 않은 생활에 미칠 수 없다.

포박자가 말했다.

맹수도 월등히 강한 적에게는 덤벼들지 않는다. 매나 새매는 상대를 가리지 않고 함부로 공격하지는 않는다. 만약 조정에서의 전략 계산(戰略計算)이 원래 자기의 덕성(德性)을 과대평가한 것인 이상 외국을 공격함에 있어서 자기의 전력(戰力)을 오판했다면, 그것은 마치 새의 날개가 용광로에 날아들고, 한 송이의 눈은 뜨거운 가마 속에 날리며, 하루도 못 사는 조균(朝菌)이 간장(干將—명검)을 시험하려 하고, 새끼양과 송아지 따위가 사나운 호랑이에게 덮치려는 것과도 같다.

포박자가 말했다.
하늘에 떠 있는 해, 달, 별들이 구름에 가리면 땅 위의 경치는 어두워진다. 아래에 있는 뿌리가 고갈(枯渴)되면, 위의 가지는 시들기 마련이다. 몸 가까운 곳에서도 길을 잘못 디디면, 멀리까지 재해(災害)가 미친다. 그러므로 상부의 정치가 잘못되면 아래 백성들이 고생한다.

포박자가 말했다.
원대한 목적을 가진 자는 가까운 일에 실패하는 일이 있다. 몸 밖의 외물을 추구하는 사람은 체내에 병환을 발생시킬 수가 있다. 머리를 덮는다 해도 때로는 발이 미끄러지는 경우가 있고, 배를 가린다 해도 등에 부상을 당하지 않는다고 할 수 없다.
그러므로 진(秦)의 시황제(始皇帝)는 만리장성을 쌓아 만족의 침입을 막았지만, 화인(禍因)은 궁 안에 숨어 있었다.[10] 또 한(漢)의 무제(武帝)는 만리 밖까지 군사를 출병시켜 국위를 떨쳤지만, 변사(變死)는 집안에서 일어났다.[11]

포박자가 말했다.
사람의 재능(才能)은 어느 시대나 진기한 것으로 사용되는 것은 아니다. 도구(道具)는 항상 정해진 용도가 있는 것이 아니다. 승진(昇進)하고자 하는 사람은 세간에서 받아들여지면 기재(奇在)라 부르고, 남에게 사용되는 사람이 시대에 어울리면 신묘(神妙)하다고 본다.
 그러므로 얼음이 얼면 부채는 버려지기 마련이고, 날씨가 더워지면 갓옷이나 화로는 물리게 된다. 새가 모여들면 화살이 바빠지고, 토끼가 많아지면 사냥개가 달려나온다. 전쟁이 일어나면 무사들이 들고 일어나고, 예악(禮樂)이 일어나면 유자(儒者)가 일어선다.

 포박자가 말했다.
 도도하게 흘러 동해(東海)로 들어가는 황하(黃河)라 할지라도 오성(五城)[12]을 뒤로 하며 적석산(積石山)[13]을 거슬러 올라갈 수는 없다. 푸른 잎이 나고 붉은 꽃이 피는 나무라 해도 굵은 뿌리를 버리고 많은 가지들을 쳐내서는 안 된다.
 근원이 없는 강은 고갈되고, 뿌리없는 나무는 시들어 죽고 만다. 성인(聖人)의 가르침에 거슬리고 경서(經書)의 이치에 어긋나면, 넓은 천하를 구제(救濟)할 길이 없다.

 포박자가 말했다.
 사독(四瀆)[14]은 각기 그 수원(水源)이 다르며, 오하(五河)[15]는 그 흐름이 각기 다르다. 그러나 낮은 곳으로 내려 바다로 들어간다는 점에서는 결국 같은 것이다. 오색(五色)[16]은 다르면서도 각각 그 아름다움을 지니고 있다. 오음(五音)[17]은 들리는 바가 각각 다르지만 어느 것이나 사람을 감동시킨다. 오취(五臭)[18]는 하나가 아니지만 그 어느 것이나 향기롭다. 오미(五味)[19]는 각각 다르지만 어느 것이나 독특한 맛을 지니고 있다.

포박자가 말했다.

사물은 모두가 실제의 역할이 중요한 것으로서 장식(裝飾)은 그 끝이 된다. 풍속을 교화하는 것은 도덕이 으뜸으로, 말은 그 근본이 되지 못한다.

그러므로 베옷으로도 추위는 막을 수 있다. 반드시 돈피(貂)나 여우의 털가죽이어야만 하는 것은 아니다. 순박(淳朴)한 사람이라 해도 세상은 다스릴 수 있으며, 반드시 재사(才士)라야만 되는 것은 아니다.

포박자가 말했다.

폭풍이 잠잠해지면 굴러다니는 쑥열매도 산처럼 움직이지 않는다. 세상을 다스리는 대강(大綱)이 세워지면 모든 세상이 정돈된다. 그러므로 윗사람이 겸손(謙遜)하면 아랫사람이 오만한 일은 절대로 없다. 군주가 보물을 탐내지 않는데, 백성이 가난해질 까닭이 없다.

포박자가 말했다.

모든 사물에는 작은 기미(機微)가 현저한 현상(現像)으로 나타나는 일도 있다. 또 가까운 일을 처리하면 먼 곳에까지 그 효과가 미치는 것이 있다. 그러므로 둘레가 몇 걸음이나 되는 연못을 파면 바다로부터 용(龍)이 옮겨 오는 일도 있다. 아침 햇살을 받는 수풀을 이루어 놓으면, 단혈산(丹穴山―봉황이 사는 산)으로부터 봉황이 날아드는 일도 있다.[20] 물쟁반이나 잔에 용의 모양을 새겨 놓은즉 하늘로부터 용이 내려온 예도 있다.[21] 지름 1척 정도의 그릇에 물을 붓고 그 곳에 비친 달 그림자에 재(灰)를 뿌리면 하늘의 달빛이 흐려진다는 말도 있다.[22]

그러므로 진(晋)의 문공(文公)이 수레바퀴에 도끼를 휘두르는 당랑(螳螂―사마귀)의 용기에 감탄하여 마차를 물리자 많은 용사들이 공을 찾아 운집했다.[23] 월왕 구천(越王句踐)이 길가에 버티고 서서 성내는 개구리에게 경례(敬禮)를 하자 월(越)의 병사들은 왕을 위하여 목숨을 아끼지 않았다.[24] 제(齊)의 환공(桓公)이 구구(九九)의 산술밖에 모르는 선비를 등용하자 소를 치던 영척(寧戚) 등의 영걸들이 모여들었다.[25] 주(周)의 문왕이 들판에 흩어진 뼈를 모아 장사지내자 은(殷)의 백성 3분의 2가 그 인덕을 찾아왔다.[26]

포박자가 말했다.
기름진 땅에 뿌리가 내리면 시든 가지에도 꽃이 핀다. 스스로 백성의 모범이 되면 말을 하지 않아도 백성은 감화하기 마련이다.
그러므로 요(堯)는 천자의 자리에 있으면서도 사슴 가죽의 옷을 입는 검소한 생활로 천하를 태평스럽게 했다.[27] 제

(齊)의 환공은 자색 옷을 버림으로써 백성이 사치스러움을 다투는 풍조를 멈추게 했다.[28] 초(楚)의 영왕(靈王)은 장화대(章華台)를 쌓았지만, 나라의 토대를 흔들리게 했다. 한(漢)의 문제(文帝)는 노대(露台)의 건설을 중지했기 때문에[29] 묵묵히 다스려도 스스로 행할 수 있는 풍조를 이루었다.

포박자가 말했다.

귀가 밝은 사람은 옛시대의 음악을 듣는 것만으로 그 나라의 흥망성쇠(興亡盛衰)를 말할 수 있다(吳의 季子의 예). 눈이 밝은 사람은 아직 현상으로 나타나지 않은 미묘한 징후(徵候)만 보고도 그 안위(安危)를 꿰뚫어볼 수가 있다.

그러므로 명의(名醫) 편작(扁鵲)은 제(齊)의 환공이 병사할 것을 아직 본인도 느끼지 못했을 때 알 수 있었다.[30] 기자(箕子)는 주왕(紂王)이 상아젓가락을 만든 것을 보고, 교만이 극에 이른 주(紂)가 녹대(鹿台)에서 살해될 것을 미리 알았다.[31]

포박자가 말했다.

아무리 음양(陰陽)의 조화라 해도 봄과 가을이 없고는 일년은 성립되지 않는다. 명군(明君)이라 할지라도 형벌(刑罰)과 은혜를 버리고 나면 태평한 세월을 가져올 수 없다.

그러므로 귀인(貴人)이라 해도 공정하게 벌을 내려야 권위를 유지하는 길이 되며, 천인(賤人)이라 할지라도 정당하게 상을 내릴 수 있어야 선행을 장려할 수 있는 길이 된다. 형벌이 상위자에게 바르게 가해진다면 악의 뿌리는 저절로 사라지게 된다. 그러나 이것도 나약한 군주에게는 불가능한 일이다. 은혜가 최하층의 사람들에게도 미치면 멀리 있는 백성들도 찾아든다. 그러나 이러한 일은 인색한 군주에게는 불가능하다.

창해(滄海)를 건너려고 하는 사람은 반드시 바람의 동향을 상세히 점치고자 한다. 그러므로써 안전하게 목적지에 도달할 수 있다. 나라를 잘 다스리고자 하는 자는 반드시 나라의 득실(得失)에 대하여 신중한 검토를 한다. 그러므로 영원히 국가를 보존할 수가 있다.

이렇게 본다면 어리석은 군주가 경시하는 것은 총명한 군주가 중시하는 바가 되며, 망한 나라가 버렸던 것을 정치를 잘 하는 나라에서는 실행하는 것이다.

포박자가 말했다.

투석기(投石機)의 가늠이 털끝만큼만 틀려도 표적에서 8척 이상의 차이가 생긴다. 지배자가 상벌(賞罰)의 규준을 조금만 틀리게 하면 백성 쪽에서는 선인인지 악인인지 분간하기 어려운 사태가 벌어진다. 정사(正邪)가 혼동하면 인륜의 도는 망하기 마련이다. 일의 가능성을 헤아리지 않고는 정치의 실적은 올릴 수 없는 것이다.

그러므로 명군(明君)은 상을 줄 때는 봄비와 같지만, 그렇다고 한없이 내리기만 하는 것은 아니다. 벌을 줄 때는 가을서리처럼 매섭게 내리지만, 그렇다고 시도 때도 없이 엄한 것은 아니다.

포박자가 말했다.

인물을 분별하는 명인(名人)이 중시하는 대상은 반드시 속이지 않는 사람만이 아니다. 법률을 바르게 지키는 군주가 주목하는 것은 결코 사사로운 정이 있는 인물이 아니다.

그러므로 인재(人材)를 발견한다는 것은 다름아닌 자기 자신을 발견하는 것이다. 인재를 알아보지 못하는 것은 자신을 알지 못하는 것이다. 자신을 발견하면서도 인재를 알아보지 못하거나 자신을 알지 못하면서 인재를 발견하는 일은 있을 수가 없다.

포박자가 말했다.

명군(明君)은 스스로 상벌(賞罰)의 권한을 장악하고, 그것을 신하에게 대여(貸與)하지 않는다. 암군(暗君)은 칼끝을 쥔 채 칼자루를 남에게 쥐도록 하는 것으로, 명목은 비록 군주라 해도 군주의 권위는 이미 없는 것이다.

그러므로 포상(襃賞)을 내리는 권리는 제한하고 민심을 얻음으로서 전상(田常)[32]은 제(齊)나라를 빼앗았다. 상벌(賞罰)을 마음대로 하고 조정의 대소사를 한손에 쥐던 왕망(王莽)은 마침내 한(漢)을 찬탈하고 말았다.

포박자가 말했다.

고정(固定)된 제도로는 시세의 변화에 대처할 수가 없다. 일정 불변(一定不變)의 방법으로는 무한히 변동해 가는 정세(情勢)에 대응할 수가 없다. 뱃전에 금을 그어서 그 밑을 찾아본다 해도 물 속에 떨어진 검을 찾을 수는 없다. 거문고 굄줄에 아교를 붙여 고정한 것으로는 정확한 음계가 나오지 않는다. 그러므로 푸른 양산은 청천(晴天)에는 펴지 않으며 붉게 칠한 마차는 강을 건너는 데 사용하지 않는다. 맛이 담백하면 소금을 뿌리는 것이 좋고, 탕(湯)이 끓으면 물을 더부어서 화력을 줄이는 것이 좋다.

포박자가 말했다.

붉은 글씨로 쓴 계약서(契約書)[33]나 철(鐵)로 된 징표, 또는 소귀를 잘라서 그 피를 입가에 바르고 맹서(盟誓)하는 의식 등을 아무리 행한다 해도 위약(違約)이 발생하는 것을 면할 수가 없다고 한다면, 태고적의 결승(結繩)을 가지고 위약을 막으려 하는 것은 어려운 일이다. 오형(五刑),[34] 구벌(九伐),[35] 일족을 멸하는 극형(極刑)으로도 왕위를 탐내는 악인을 근절하지 못한다고 하면 방패를 손으로 삼아 춤을 추는 것과 같아서, 사방(四方)을 감화시키는[36] 일은 불가능한 것이다. 그러므로 《서경(書經)》에는 「형벌(刑罰)은 세상과 함께 가볍고, 세상과 함께 무겁다」[37]고 하였으며 《역경(易經)》에는 「시(時)에 따르는 의(義)는 중요하다」[38]고 하여 시세에 따름을 칭찬하고 있다.

포박자가 말했다.
 진물(眞物)을 식별할 눈이 있는 자를 위물(僞物)로 속일 수는 없다. 사물의 근원을 깊이 통찰할 수 있는 사람을 천박한 궤변 따위로 설득할 수는 없다.
 만약 그렇지 않다면, 살모사나 뱀 따위가 응룡(應龍)이 되고, 여우나 올빼미가 기린이나 봉황이 되고 말 것이다.

 포박자가 말했다.
 세상 사람들이 입을 모아 칭찬하는 사람이라 하여 반드시 현자(賢者)라고 할 수는 없다. 속인(俗人)들이 시끄럽게 욕을 한다 해서 그가 반드시 악인이라고만 할 수는 없다.
 그러므로 아무리 칭찬을 받는 사람이라 할지라도 그를 맞이하게 전에 그의 실적(實績)을 살피고, 명실상부(名實相付)한가를 시험해 보는 것이 좋다. 남들이 미워하는 사람이라 할지라도 그를 거부하기 전에 그의 말을 들어보고 본래의 실력을 시험해 보는 것이 온당할 것이다.
 그러면 대단치도 않은 자가 아첨으로 승진하거나 유능한 자가 고립무원(孤立無援)하기 때문에 물러나는 일은 없을 것이다. 노마(駑馬)가 천자의 수레를 끌고 싶다는 생각을 버리고, 준마(駿馬)가 재갈을 곤두세우고 번개처럼 달린다고 하면, 아무리 큰 공이라도 세울 수 있고, 아무리 먼 곳이라도 이를 수 있을 것이다.

포박자가 말했다.

썩은 나무는 산을 기울게 할 바람을 견디지 못한다. 틈이 벌어진 언덕은 하늘로 치솟는 파도를 감당하지 못한다. 그러므로 주(周)나라가 7백년, 30대를 이어온 것은 목야(牧野)에서 혁명의 깃발을 들고 일어선 무왕(武王)의 공로만이 아니다. 그 강성함이 후세까지 계속된 것이다. 은(殷)나라 병사들이 병기를 내던지고 배반하였고, 주왕(紂王)이 녹대(鹿台)에서 불에 타죽는 참변은 갑자(甲子)의 조(朝)에 비롯된 것은 결코 아니다. 그 멸망은 이미 오래 전부터 싹트고 있었던 것이다.

포박자가 말했다.

멀리 있는 사물을 귀히 여기고, 가까운 곳에 있는 물건을 천히 여기는 것은 인간의 통념이다. 귀로 들은 것을 믿고, 눈으로 본 것을 의심하는 것은 고금의 통폐(通弊)이다. 그러므로 진(秦)나라 시황제는 한비(韓非)의 글을 보고 감탄하면서, 그의 인품을 생각했고, 한(漢)의 무제(武帝)는 사마상여(司馬相如)의 문장에 감격하여 "이 작자(作者)와 한 시대에 태어났다면 얼마나 좋을까!"하고 말했지만, 두 제왕이 두 사람을 각기 손에 넣었다고 한다면, 이미 발탁할 수는 없었을 것이다. 즉, 시황제는 이사(李斯)의 참언(讒言)을 듣고 한비(韓非)를 살해했고, 무제는 상여를 정원 외의 한직(閑職)으로 쫓아버렸다. 그것은 마치 섭공(葉公)이 집안을 용의 그림으로 장식했다가 실제로 용이 나타나

자 실색하고 만 것과 같다.

포박자가 말했다.

마니(摩尼 mani)[39]라 해도 밤에 빛을 내지 않으면 흔해빠진 자갈이나 다를 것이 없다. 곤(鯤)[40]이라 해도 붕(鵬)으로 변하여 하늘을 날지 않으면 복숭아 속에서 꿈틀거리는 벌레나 다를 것이 없다. 면구(綿駒)[41] 같은 명창이라 할지라도 침묵을 지키면 벙어리와 진배없다. 뛰어난 천재라 할지라도 그 뜻을 펴지 못한다면 범인과 다를 바 없다.

그러므로 뱀장어나 미꾸라지들이 물웅덩이 속에서는 교룡(蛟龍)을 깔보고 노마(駑馬)가 교외의 들판에서 준마(駿馬)를 경멸하는 것은, 교룡과 준마가 조용히 있으면 자기들과 같아도 움직이기만 하면 완연히 달라진다는 것을 모르기 때문이다.

포박자가 말했다.

황금이나 옥이 길바닥에 버려지면 길을 가던 사람이 발걸음을 멈춘다. 비단이나 깁(絹)이 진창에 던져지면 보는 사람은 놀라서 혀를 찬다.

그러나 세상에 뛰어난 선비가 보잘 것 없는 무리들 속에 방치되고 한 나라를 다스릴 만한 기량(器量) 있는 인물이 불우한 처지에 놓여 있다 해도 논자(論者)는 아무도 그 부당함을 호소하지 않았으며, 귀인(貴人)은 아무도 그의 빈궁함을 구제하려고 하지 않았다. 혹은 그 문장만 중시되고 그 작자(作者)는 무시되며, 혹은 그 기책(奇策)만 채용되고 그 공적은 잊어버린다. 이러한 병폐는 물론 오늘에 비롯된 것은 아니다.

포박자가 말했다.

수원(水源)이 일억 인(一億仞)이 못 되면, 산이라도 삼킬 만한 강물은 되지 않는다. 산의 높이가 하늘에 닿을 정도가 아니라면, 하늘 한 면을 덮는 구름을 토해낼 수는 없다. 재산이 넉넉하지 않으면 그 은혜는 널리 미치지 못한다. 재능이 많지 않으면 그 문사(文辭)는 풍요로울 수가 없다.

그러므로 일 장(一丈) 이상의 이빨을 보면 그것이 직경 일 촌(一寸)의 입 안에서 나온 것이 아닌 줄 안다. 백 심(百尋)의 기술을 보면 그것이 성냥개비 정도의 줄기에서 나온 것이 아니라는 것을 알 수 있다.

포박자가 말했다.

봉황(鳳凰)이 아침에 단혈산(丹穴山)을 떠나는가 하면, 저녁나절이면 벌써 헌구(軒丘)[42]에 이르며, 석양빛을 따라 홀연히 하늘에 오르고, 바람을 따라 구름을 타며 멈추지도 막히지도 않는 것은 그 큰 여섯 날개의 강한 힘 때문이다. 저 뛰어난 재사(才士), 위대한 지자(智者)도 또한 군주에게 있어서는 이러한 날개와 같은 것이다.

포박자가 말했다.

기(淇)와 위(衛)에서 생산되는 화살(질이 좋다)이나 '망귀의 화살(忘歸之失)'[43]이라 할지라도 궁현(弓弦—활줄)이 없으면 멀리까지 날아갈 수 없다. 대들보 위의 먼지도 떨어뜨릴 만한 명곡(名曲)이라도 악기가 없으면 사람들을 감동시킬 수 없다. 속세를 떠난 덕있는 재사(才士)라 할지라도 또한 시절이 오지 않으면 공을 세울 수는 없다.

포박자가 말했다.

붉은 꽃, 푸른 잎은 시들어질 가지에서는 돋아나지 않는다. 산을 기울일 만한 강물은 고갈된 수원(水源)으로부터는 나올 수가 없다. 밤에 반딧불이 빛을 밝힌다 해도 삼라만상(森羅万象)의 모습을 드러낼 수는 없다. 그러므로 권세욕(權勢欲)과 이욕(利欲)을 만끽하려고 하는 사람은 후세에 그 방명(芳名)을 남길 수가 없다.

포박자가 말했다.

땅 밑바닥까지 닿을 듯한 깊은 연못이 아니라면 교룡(蛟龍)이나 탐주지어(呑舟之魚)[44]를 기를 수가 없다. 하늘에 닿을 듯한 높은 산이 아니고는 보옥(寶玉)을 생산하거나 구름과 비를 내릴 수는 없다. 범속(凡俗)을 초월한 빼어난 덕을 가진 자가 아니면 미명(美名)을 떨치고 실적을 올릴 수는 없다. 세상에 보기 드문 지조(志操)를 가진 자가 아니라면 성공을 거두고, 그 공로를 명문(銘文)에 남길 수가 없다.

그런데 범부(凡夫)는 아침에 매미 날개만큼의 선행을 해놓고 저녁의 태산 같은 이익을 생각한다. 그것은 마치 방금 밭을 갈아서 기장과 피를 심어 놓고 그대로 앉아서 푸짐한 수확을 기다리는 것과도 같다.

포박자가 말했다.

세상에 아무런 덕행도 없으면서 일세에 추앙받는 명예를 찾는다. 자신은 아무런 장기도 가지고 있지 못하면서, 동료의 힘을 빌려 무언가를 하려고 분주하다. 이러한 태도로 당세에 좋은 지위를 얻고, 장래에 미명(美名)을 남기려고 하는 것은 옷자락을 걷어올리고 넓은 바다를 건너려 하거나 발톱을 세워서 하늘로 나르려고 하는 것과도 같다.

포박자가 말했다.

진흙을 빚어서 만든 용(龍)은 아름답기는 하지만, 구름을 탈 수는 없다. 장난감으로 만들어진 새(鳥)는 정교하게 조각되고, 검정, 노랑으로 곱게 꾸몄지만, 바람을 차고 날아갈 수는 없다. 풀로 엮어 만든 풀강아지는 황금과 비취로 장식을 했지만, 빛을 쫓아 질주할 수는 없다. 그러므로 재능이 천박한 사람은 임금의 총애를 받고 높은 봉록을 받고는 있다 하더라도 천하태평의 과업을 이룰 수는 없다.

포박자가 말했다.

독이 들어 있는 죽을 놓아두면, 그 옆에 창자가 문들어진 쥐가 죽어 있다. 등불이 밝게 타고 있으면, 그 아래에는 죽은 모기떼가 떨어져 있다. 가축에게 먹이를 잔뜩 먹이고 나면, 큰 솥과 도마가 기다리고 있다(희생에 사용되는 소 따위). 특별한 재능(才能)도 없는 주제에 대임(大任)을 맡게 되면 피눈물 흘릴 날이 있다. 쌍홍양(桑弘羊)[45]과 곽광(霍光)[46]의 예는 그 심각한 본보기라 할 것이다. 반대로 범려(范蠡)[47]와 소광(疎廣)[48]이야말로 하나의 귀감으로 본받을 만하다.

포박자가 말했다.

창해(滄海)는 만 리에 미친 물결을 안고 있지만 산꼭대기를 씻어낼 수는 없으며, 태풍(颱風)은 천 인(仞)이나 되는 큰 나무를 뿌러뜨릴 수 있지만, 연약한 풀의 뿌리는 뽑아내지 못한다. 이리와 호랑이는 매섭게 포효(咆哮)하지만, 모기나 등애에게 겁을 줄 수는 없으며, 현자(賢者)는 세상에 빼어난 재능이 있다 해도 속인들과 어울리는 데는 서툴다.

포박자가 말했다.

굳은 의지는 공명(功名)의 바탕이고, 태만하지 않음은 모든 선행의 사표(師表)가 된다. 험준한 산을 쉬지 않고 오르면 정상에 도달하여 선행을 쌓음에 불운을 당한다. 그렇다 해도 세상을 원망하지 않으면 반드시 영원한 명성을 남기기 마련이다.

포박자가 말했다.

의화(醫和)와 편작(扁鵲)⁴⁹⁾이 장생하지 못하였다 하여 의술이 생명을 구하는 수단이 못된다고 할 수는 없다. 대개의 유가(儒家)들이 가난했다 하여 경전(經典)이 덕을 향상할 바탕이 못된다고 할 수는 없다. 종자를 뿌렸지만, 수확을 거둘 수 없는 경우가 있다. 그렇다고 하여 농사를 폐할 수는 없다. 인의(仁義)를 지켜도 불행을 당하는 경우가 있지만, 그렇다고 해서 수양(修養)을 게을리 해서는 안 된다.

포박자가 말했다.

짐을 싣기만 하고 멈추지 않으면 배는 물에 잠기기 마련이다. 승진(昇進)에만 급급하고 물러날 때를 잊으면 자신이 위태로워진다. 좀벌레가 기둥 밑둥을 좀먹으면 지금은 튼튼하나 반드시 집이 기울어지고 말것이다.

포박자가 말했다.

검은 구름은 용에 의해서 치솟아오른다. 독사나 도마뱀 따위로는 일으킬 수 없다. 돌풍은 호랑이에 의해서 일어날 수 있지만, 담비로는 일으키지 못한다. 그러므로 성인은 천명을 받아 위에 오르면 뛰어난 선비가 모여들기 마련이며, 명군(明君)이 선물을 가지고 깊은 산의 선비를 방문하면 초야에 묻힌 영재들이 정사에 참여하게 된다.

포박자가 말했다.

철(鐵)은 단단하기 때문에 부러지고, 물은 부드럽기 때문에 부러지는 일이 없다. 산은 높기 때문에 무너지고 골짜기는 낮기 때문에 안태(安泰)롭다. 그러므로 소극적인 생활 태도를 지키는 사람은 남과 으뜸을 다투는 데서 오는 재난을 당하지 않으며, 특별히 남보다 앞서려고만 하는 사람은 남들로부터 원망을 사게 된다.

포박자가 말했다.

한신(韓信)은 용기를 감추고 무뢰한의 가랭이 밑을 기어 나온 일이 있지만, 그것이 용같이 날아오르고 범처럼 적을 노려보는 훗날 한신의 가치에 아무런 흠이 못 되었다. 범저는 기책(奇策)을 지니고 있었으면서도 갈잎 자리에 둘둘 말려서 오줌 세례를 받은 일이 있지만,[50] 그것 또한 그가 곧 난봉(鸞鳳)과 같이 높이 오르는 데에는 아무런 지장이 없었다. 즉, 한신은 회음후(淮陰侯)로 봉해졌고, 범저는 재상이 되었다. 그러므로 한때는 낮게, 한때는 높이 날으는 것이야말로 기러기가 하늘 높이 날아 오를 수 있는 것이다.

어떤 때는 몸을 굽히고, 어떤 때는 몸을 편다고 하는 도리로 뛰어난 인물은 시절을 기다리는 것이다.

포박자가 말했다.

초명(焦螟—모기 눈썹에 알을 낳는 새)은 아주 보잘 것 없는 장소에서 살고 있지만 썩은 쥐고기를 놓고 다른 새를 쫓는 올빼미[51]를 흉내내려고는 않는다. 매미는 결벽(潔癖) 때문에 굶는 일이 있지만,[52] 풍뎅이처럼 오물을 먹는 일은 없다. 그러므로 열자(列子)는 가난뱅이면서도 정(鄭)나라 자양(子陽)의 혜택을 받으려고 하지 않았다.[53] 증삼(曾參)은 백성을 아끼면서도 진(晋)과 초(楚)의 보물을 탐하지 않았다.[54]

포박자가 말했다.

미풍(微風)은 대해의 물결을 거칠게 끌어올릴 수는 없으며, 털 끝으로 만 균(均—1균은 8kg)이 되는 조종(釣鐘)을 움직일 수는 없다. 그러므로 장자(莊子)는 혜시(惠施)의 묘소를 지나갈 때 한탄하며 말했다. "옛날 장석(匠石)은 그 기술을 이해해 주던 영(郢—楚의 수도) 사람이 죽은 후에는 두 번 다시 도끼를 들지 않았다. 나도 혜군(惠君)이 죽은 오늘 말하고 싶지 않다"[55]고. 백아(伯牙)[56]는 자기 음악을 이해하는 유일한 친구인 종자기(鍾子期)가 죽은 후에 세상에는 귀머거리들뿐이라고 한탄하면서 거문고 현을 끊었다.

아름다운 소리를 낼 수 있는 사람은 조잡한 노래에 어울리지 않으며, 담백(淡白)한 성격을 지닌 사람은 권세나 이익에 마음이 움직이지 않는다.

포박자가 말했다.
곰(熊) 또는 큰곰(羆)은 여우나 살쾡이들과 힘을 겨루는 일이 없고, 독수리는 작은 새매와는 싸우지 않는다. 그러므로 장이(張耳)[57]는 큰 뜻을 감추고 마을 문지기를 하였고, 주해(朱亥)[58]는 그 용기를 감추고 소를 잡고 있었다.

포박자가 말했다.
가게 앞에 매달아 놓은 물고기는 향기로운 낚싯밥에 걸려든 것이다. 우리 안에 갇힌 호랑이는 여우 미끼에 걸려든 것이다. 낚싯줄에 걸려들지 않은 물고기는 교룡뿐이고, 함정에 빠지지 않는 짐승은 기린뿐이다.

포박자가 말했다.
대저 구름으로 올라가는 용(龍)은 진흙 속에서 사는 더러움을 알지 못한다. 높은 지위에 있는 자는 아랫사람들의 노고를 생각하지 못한다. 그러나 뿌리가 썩으면 비록 심목(尋木)이라 할지라도 천 일의 수명을 유지할 수가 없으며, 백성들의 원망을 사게 되면 비록 요(堯), 순(舜)이라 할지라도 장기간의 태평을 지탱할 수 없다.

포박자가 말했다.

보잘 것 없는 나무라 할지라도 영산(靈山)에 뿌리를 내리면 목수도 도끼를 들지 않는다. 아무리 작은 물고기라 할지라도 용이 살고 있는 못에 몸을 의탁하면 어부도 어망을 던지지 않는다. 비록 모기라 할지라도 매의 머리 위에 멈추면 종달새들도 감히 쪼우려 하지 못하며, 쥐라 할지라도 호랑이 곁에 있으면 살쾡이나 개가 넘보지 못한다.

포박자가 말했다.

거북은 묵묵히 있어도 미래의 길흉(吉凶)을 분명히 한다(龜卜와 예). 봄날의 개구리는 개굴개굴 길게 목청을 빼지만, 시끄럽고 듣기 싫은 소리라 하여 미워한다.

그러므로 좀체로 소리를 내지 않는 것이 한 번 소리를 낸다면 반드시 크게 울린다. 좀처럼 말을 꺼내려 하지 않는 자가 말하면 반드시 신용한다.

포박자가 말한다.

풍속이 다리를 뻗고 있는 마을에서는 정좌(定座)하는 것을 싫어한다. 머리를 산발하고 다니는 지방에서는 머리 장식인 관(冠)을 쓰는 일을 싫어한다. 그러므로 충의로운 사람은 참언이 득세하는 세상을 배격하며, 옳바른 사람은 도의(道義)를 꺼려하는 세상을 용납하지 않으려 한다.

포박자가 말했다.
한 되의 물로 팔수(八藪)[59]의 산불을 끌 수는 없다. 한 줌의 흙으로 지주(砥柱)[60]를 삼킬 듯한 물결을 막을 수는 없다. 한 치밖에 안 되는 칼로 장주(張州)[61]의 대삼림(大森林)을 베어 넘어뜨릴 수는 없다. 그러므로 한 사람의 바른 의견으로 다수 당의 잘못된 생각을 고칠 수는 없다.

포박자가 말했다.
천 마리의 양이라 해도 한 마리 호랑이를 막을 수는 없다. 만 마리의 참새라 해도 한 마리 매를 당해내지 못한다. 아무리 거세게 타오르는 화롯불이라 해도 석양에 지는 태양에 미치지 못한다. 백 개의 큰 북을 한꺼번에 두드린다 해도 천둥소리에는 도저히 미칠 수 없다.
그러므로 평범한 재사(才士)가 조정에 가득하나 교화(敎化)를 행할 수는 없으며, 반대로 단 한 사람의 영걸(英傑)이라도 임명되면 정치의 기초는 확고해진다.

포박자가 말했다.
분수에 맞지 않는 출세는 겨울인데도 초목(草木)에 꽃이 피는 것과도 같다. 도(道)를 지키는 빈궁한 생활은 마치 대나무와 동백이 서리에 견디는 것과도 같은 것이다.

그러므로 홀로 천명(天命)를 깨달은 사람은 아무리 비수를 목에 대고 위협한다 할지라도 정의(正義)를 버리고 생활태도를 바꿀 수는 없다. 어찌 웃음을 파는 무리들과 어울릴 수 있겠는가! 정조(情操)를 지키며 정직하게 살아가는 사람은 제후(諸侯)에 봉하겠다는 유혹이 있다 해도 본심을 버리고 시류(時流)에 따르지는 않는다. 어찌 가까운 도를 버리고 먼 지배층에 투신할 것인가!

포박자가 말했다.

천둥소리가 귀를 찢을 듯 울린다 해도 귀머거리에게는 미치지 못한다. 해와 달은 하늘에 높이 떠서 온누리를 비춰 주지만, 깊은 골짜기까지 빛을 굴절하여 보낼 수는 없다. 굳게 얼어붙은 얼음은 무엇이나 차갑게 할 수 있지만 머위(款冬)만은 시들게 할 수가 없다. 여름철 열풍은 바위라도 녹일 듯하지만 소구(蕭丘)[62]의 나무를 태울 수는 없다.[63] 그러므로 아무리 훌륭한 덕교(德敎)라 할지라도 변화시킬 수 없는 상대는 있기 마련이다.

포박자가 말했다.

위험스러운 기운이 감도는 강한 투석기(投石器)와 활줄에 메어 있는 뾰죽한 화살촉은 매우 두려운 것들이다. 그러나

덤벙거리는 꿩은 아무런 의심도 없이 접근한다. 결국 모르는 사이에 돌연 온몸에 화살이 박히고 만다. 암담한 정치와 혼란한 국가, 정직한 자는 미움을 사고, 유능한 인재가 질투를 받는 풍조는 매우 위험스러운 것이다. 그러나 탐욕스러운 사람은 위험을 피하려 하지 않고 출세를 다툰다. 그러면 피할 수 없는 재난이 자신에게 미친다.

그러므로 어리석은 자가 즐거워하는 것을 달인(達人)은 오히려 슬퍼한다. 범재(凡才)가 서둘러 모여드는 것을 지자(智者)는 오리혀 피해 버린다.

포박자가 말했다.

바람이 그치지 않으면 부채가 필요없게 된다. 해가 서산에 기울지 않으면 촛불은 밝혀지지 않는다. 꽃이 지지 않으면 열매를 맺을 수 없으며, 언덕이 무너지지 않으면 골짜기가 메워지는 일은 없다. 천하가 태평하면 한신(韓信)이나 백기(白起) 같은 명장이 공적을 올릴 수 없다. 장성한 왕자가 부왕을 이어 제왕에 오르면 이윤(伊尹)이나 곽광[64]의 공은 이루어질 리 없다.

그러므로 병이 무거워지고야 양의(良醫)가 중시되며, 세상이 혼란했기 때문에 충의(忠義)로운 신하가 존중된다.

포박자가 말했다.

명성(名聲)을 좋아하기 때문에 칭찬받고자하는 바람이 많다. 치욕(恥辱)을 겁내기 때문에 악구(惡口)를 미워하는 마음이 더욱 더하게 되었다. 만약 천지 이전의 무(無)로 마음을 통하면 대자연(大自然)과 하나가 되며, 가득 차고 텅 빈 것이 같아지고, 이득도 손해도 하나가 된다고 깨치면, 명예(名譽)를 좋아하고 불명예를 싫어하는 마음 따위는 애당초 일어나지 않을 것이며, 불우(不遇)함도 행운(幸運)도 모두가 마음의 평화를 어지럽힐 수 없다.

포박자가 말했다.

운(運). 불운에 의해서 정신을 어지럽히지 않거나, 이해(利害)로 인하여 평정(平靜)을 잃지 않는 사람은 그야말로 가장 순수한 마음을 가졌다 할 것이다. 그 마음의 넓음은 호리병 따위로는 측량할 수 없다. 그 깊고 먼 거리는 두 발로 걸어서는 이를 수 없다. 소리를 함부로 내지 않는 것이 위대한 음악의 증거이며, 가세(加勢)하는 사람이 적은 것은 자신의 위대한 증거이다.[65] 천지는 넓은 것이다. 그러나 이 사람의 광활함에는 비교할 수가 없다.[66] 생(生)과 사(死)는 하나의 대사(大事)이다. 그러나 이 사람의 주의(主義)를 바꾸는 데는 부족하다. 일상생활의 자질구레한 일 따위에 도대체 괘념(掛念)할 것이 무엇인가?

포박자가 말했다.

숲이 무성하면 대공(大工)이 찾아들기 마련이다. 진주가 아름다우면 그것을 담고 있는 조개는 깨어지기 마련이다. 황금이 들어 있는 돌은 용해되어 버리고, 약이 될 풀은 뿌리째 뽑히고 만다. 잘 드는 칼은 끝이 닳고, 높은 음을 내는 현은 쉬이 끊어진다. 자기의 유용성(有用性)을 자신의 생(生)을 쾌적하게 하는 데만 사용한다면, 그 유용성(혹은 사회적 유용성)은 달인(達人)에게 있어서는 더 없는 보배가 될 것이다. 자신의 재능을 세간의 요구에 맞추며 사용코자 하면 그 재능은 스스로 재능을 초래할 것이다.

포박자가 말했다.

표적이 높여지면 화살이 집중된다. 이름을 떨치게 되면 비방하는 소리도 모여들기 마련이다. 보물을 많이 저장하고 있으면 부르지 않아도 원성(怨聲)은 멀리서 찾아온다. 지위가 높아지고 마음이 교만해지면, 부르지는 않았지만 화(禍)는 저절로 다가온다.

포박자가 말했다.

몇 개의 성(城)과 맞바꿀 만한 보옥(寶玉)은 가난뱅이가 살 수 있는 물건이 아니다. 세상에 드물게 기량(器量)이 있는 사람은 천박한 속인들이 알아볼 수 없다. 그러나 직경 한 치의 진귀한 보옥은 사람들에게 알려지지 않았다고 해서 그 빛이 흐려지지는 않는다. 남보다 뛰어난 선비는 불우한 처지에 있다고 해서 그 절조(節操)를 굽히지는 않는다.

천명(天命)을 즐기며, 천명에 맡길 뿐이다. 무엇을 원망하며, 또 무엇을 꾸짖을 것인가!

포박자가 말했다.
붕새는 새벽을 알리는 일 따위는 하지 않는다. 코끼리는 토끼를 쫓을 재주가 없다. 그러므로 촉(蜀)의 장완(葬琬)은 사방 백 리를 다스리는 지방관으로서는 실패했지만, 천하를 다스리는 재상으로서는 뛰어났다.[67] 한(漢)의 진평(陳平)은 가계(家計)를 꾸려가는 일에는 서툴렀지만 삼군(三軍)을 움직이는 전략가로서는 매우 뛰어났다.

포박자가 말했다.
총명(聰明)과 암우(暗愚)는 재능이다. 천성적인 것으로 거짓 꾸밀 수는 없다. 빈궁(貧窮)과 영달(榮達)은 시운(時運)이다. 자연적인 것으로, 노력과는 상관없는 것이다. 태공망(太公望)은 젊은 시절에 어리석었다가 만년에 와서 현명하게 되었던 것은 결코 아니다. 한신(韓信)은 처음에는 비겁했다가 후에 용감하게 된 것은 아니다. 그러나 매우 가난했지만, 후에 출세하였다.

포박자가 말했다.
천리마(千里馬)라 할지라도 이미 실패한 것은 어쩔 수가 없다. 천금(千金)을 준다 할지라도 이미 저지른 실언(失言)을 보상할 수는 없다. 그러므로 실패의 보상을 크게 하려고 하느니보다는 실패를 미연에 방지하는 것이 좋다. 실언의 보상에 급급하느니보다는 처음부터 말수를 적게 하는 편이 좋을 것이다.

포박자가 말했다.

열사(烈士)는 나라를 자기 집처럼 사랑하고 임금을 어버이처럼 중하게 여기기 때문에, 설령 표면적으로는 불충(不忠)한 것처럼 보이는 행동이라 할지라도[68] 자신의 죄라고 할 수 없다. 인자(仁者)는 타인을 자기와 마찬가지로 보고, 소원(疎遠)한 상대를 친밀한 상대와 마찬가지로 대우한다. 그러므로 일방에서 인정이 없다고 원망하는 사람이 있다 할지라도[69] 자기 책임이 될 수는 없다.

포박자가 말했다.

얼음이 얼지 않고 흰 눈이 쌓이는 계절이 없으면 소나무의 변함없는 푸르름은 돋보이지 않는다. 교화(敎化)가 쇠잔하고 풍속이 퇴폐한 시대가 아니면 눈처럼 깨끗한 절조(節操)를 분별할 수가 없다. 위태로운 나라에 있어서 신분이 낮은 것은 당연한 일이다. 그러므로 장자(莊子)와 노래자(老來子)[70]는 명예를 잊고 고고한 절개를 끝내 지켰다. 어지러운 나라에 살면서 굶주리고 헐벗는다 해도 이상할 것이 없다. 그러므로 증삼(曾參)과 열자(列子)는 부(富)를 잊었기 때문에 후세에 영원히 칭송을 받았다.

포박자가 말했다.
 하늘은 높이 있어서 낮은 곳까지 두루 살피고 있다. 그 때문에 하늘의 강령(綱令)은 비록 일반적인 것이지만, 대악당(大惡黨)을 놓지지는 않는다. 신(神)은 총명하고 정직하다. 때문에 신의 도(道)는 진물(眞物)을 상주고 위물(僞物)은 벌을 내리는 것이다.
 그러므로 선정(善政)의 은혜가 온누리에 미치면 하늘의 해와 달, 별들이 어김없이 궤도를 운행힌다. 백성이나 동식물(動植物)을 괴롭히면, 사계(四季)와 팔풍(八風)[71]을 이루는 음(陰)과 양(陽)의 기운이 어긋나고 만다.

포박자가 말했다.
 하늘이 내린 작록(爵祿)은 무한한 시간에 걸쳐서 존중된다. 사람이 내린 작위(爵位)는 만약 덕을 쌓지 않으면 존중되지 않는다. 그러므로 공자(孔子)는 비록 평민이었지만 백대에 걸쳐 제사를 받았고, 걸(桀)과 주(紂)는 제왕(帝王)의 몸이었지만, 노복까지도 그들에 비유하면 화를 내었다. 상산(商山)의 네 노인(한의 은자)은 몸을 낮추려 하면 할수록 명성은 점점 높아졌으나, 주(周)의 유왕(幽王)과 여왕(厲王)[72]은 지위가 높으면 높을수록 그 죄 또한 더욱 커졌다.

그러므로 제(齊)의 영공(靈公)의 가치없는 생활은 유하혜(柳下惠)의 묘(墓)에 미치지 못했다.[73] 진시황(秦始皇)의 호장(豪莊)한 궁전은 정현(鄭玄)이 사는 마을의 성문에 미치지 못했다.[74]

포박자가 말했다.

형체가 없이 그림자만이 나타날 수는 없다. 소리가 없이 음향만이 들리는 일은 없다. 남에게 덕을 베푼 일이 없는데 보은(報恩)을 받는 일은 있을 수 없다. 그러므로 요(堯)는 칠십 수년을 선정(善政)을 베풀었기 때문에 하늘의 별들도 빛을 밝혀 축하해 주었다. 양공(羊公)은 백발이 되어서도 부지런히 선행을 쌓았기 때문에 황금이 비처럼 내렸다.[75] 길이 멀면 도착하는 것도 늦기 마련이다. 베푼 것이 늦으면 응보(應報)도 반드시 늦기 마련이다.

포박자가 말했다.

하나의 이치만을 진력해 온 자에게 다른 일을 가지고 책하려 한다면 무리이다. 하나의 기술만을 깊이 터득한 자에게 다른 일을 해달라고 한다면, 그것은 옳지 못한 상담(相談)이 될 것이다.

그러므로 큰 물결이라 할지라도 그 끝물은 부초(浮草)도 움직일 수가 없다. 폭풍이라 할지라도 그 마지막 바람은 가벼운 먼지조차 불어내지 못한다. 강한 노(弩)에서 발사된 화살이라 해도 마지막에는 엷은 명주조차 뚫지 못한다. 태양이라 해도 서산에 넘어갈 때면 산 동편을 비칠 수는 없는 것이다.

포박자가 말했다.
 태양은 때로는 침식(浸蝕)당할 때도 있다. 반딧불은 꺼지는 일이 없다. 그렇다고 하여 태양을 반딧불에 비교할 수는 없다. 황하의 물은 탁하다. 연못은 맑다. 그러나 황하를 연못에 비교할 수는 없다. 산이 비록 무너진다고 해도 언덕이나 개밋둑 보다는 높으며, 호랑이가 아무리 수척하다 할지리도 살쾡이나 이리보다는 강하나.

포박자가 말했다.
 신농(神農)이 하루에 칠십 회나 독에 중독되면서 약초를 발견하지 않았다고 하면, 네 종류의 맥(脈)[76]을 진단하여 병을 치료할 수 있는 의술은 후세에 전해지지 않았을 것이다. 우(禹)가 발이 부러트도록 뛰어다니며 치수 공사(治水工事)를 완성하지 않았더라면 검은 규(圭)를 천자로부터 받는 영광을[77] 누릴 수는 없었을 것이다.
 그러므로 한때의 심노(心勞)는 큰 행복의 근원이며, 잠시 동안의 노고(勞苦)는 영원한 안락(安樂)의 원천인 것이다.

포박자가 말했다.
 황금으로 된 작침(釣針)과 육계(肉桂)의 먹이는 진귀한 것이긴 하지만, 깊은 못의 대어를 낚을 수는 없다. 높은 지위와 풍족한 봉록(奉祿)은 귀한 것이긴 하지만, 그렇다고 욕심이 없는 은자(隱者)를 초빙할 수는 없다.
 그러므로 여량(呂梁)에는 따오기처럼 독립하여 살아가는 사나이가 있었다.[78] 황하(黃河)의 주변에는 벼슬을 하지 않고 박달나무를 잘라서 살아가고 있는 군자가 매우 많았다.[79] 엄자릉(嚴子陵)의 집에는 많은 진상품이 헌상되었지만, 조정에 올리지는 못했다.[80] 서치(徐穉)의 문에는 환영하는 듯한 포차(蒲車)[81]가 맞바라보고 놓여져 있었는데, 모두 헛되이 되돌아 갔다.[82]

포박자가 말했다.
 보는 것과 듣는 것들이 사람마다의 그 기호에 따라서 다르다. 무엇을 좋아하고 무엇을 싫어하는가는 장소에 따라 다르며, 한결 같지 않다. 새는 서시(西施—미녀의 이름)를 보면 놀라 날아가버린다. 물고기는 구소(九韶—순의 음악)를 들으면 물 속 깊이 달아나버린다. 그러므로 화려한 곤룡(袞龍—천자의 제복)은 일년 내내 벗고 사는 나라 사람들의 눈을 즐겁게 하지는 못한다. 채릉(采菱—초나라 가곡)의 아름다운 선율도 초(楚)나라의 산적들의 귀를 기쁘게 하지는 못했다. 고공단보(古公亶父)[83]의 어진 마음도 토지를 탐내는 이적(夷狄)에게는 통하지 않는다. 자공(子貢)의 변설

이라 해도 말(馬)을 끄는 백성들을 설득할 수는 없다.[84]

포박자가 말했다.

번거로운 예의 작법은 벗고 사는 나라에서는 싫어한다. 먹물을 손에 든 대공(大工)은 굽은 나무만 팔고 있는 가게는 꺼려한다. 탐욕스러운 사람은 욕심이 없고 청결한 사람을 미워하며, 도당을 짓기 좋아하는 사람은 고고한 선비를 눈 안의 가시처럼 여긴다. 그것은 마치 상인이 그 상적(商敵)을 미워하고 추녀(醜女)가 미인을 시기하는 것과도 같다.

포박자가 말했다.

군자가 출세하면 현인(賢人)을 추천하여 봉록을 고루 받도록 한다. 범인이 출세하면 교만해져서 선비를 무시한다. 아첨하는 자에게만 은혜를 베풀고 잔재주가 능한 자에게만 재산을 준다.[85] 안태로운 동안은 지자(智者)에게는 소홀하나 일단 위태로운 경우를 당해야만 비로소 그 구제방법을 물으려 한다. 즐거운 때는 뛰어난 선비와 함께 하지 않으면서, 걱정되는 일이 생기면 함께 걱정해 주기를 바란다. 이러한 태도는 마치 건조한 기운이 하늘을 말릴 듯하여야 비로소 명산(名山)에 올라 기우제(祈雨祭)를 올리고, 홍수(洪水)가 하늘에 닿을 듯이 치솟은 다음에야 비로소 동민(東閩)[86] 숲에서 재목을 잘라 배를 만들려고 하는 것과 같다. 이 어찌 때가 늦었다 하지 않겠는가!.

■ 譯註

주1. ~ 뛰어오르고

무왕(武王)이 주(紂)를 토벌했을 때 하얀 물고기가 왕의 배 위로 뛰어올랐다. 혁명 성공의 상서.

주2. ~ 남쪽으로 날아갔다.

《孝經援神契》.

주3. ~ 기꺼이 응하였고

《莊子》大宗師.

주4. 북쪽 기산의 노인.

허유(許由)

요(堯)의 왕위 이양을 받아들이지 않았다.

주5. 伯昏無人.

《列者》黃帝.

주6. 呂梁.

강소성에 있는 폭포의 이름(《莊子》達生).

주7. 北溟.

북쪽 끝에 있다는 바다.

주8. 등딱지

등딱지(甲)에는 鎧(개—갑옷)라는 의미가 있다.

주9. 夏姬.

춘추시대 진(陳)나라의 여인으로, 음탕하여 왕과 대신 사이에서 정을 통하여 진이 멸망하는 원인이 됨.

주10. 시황제는 ~ 숨어 있었다.

시황제가 죽자 조고(趙高)는 시황의 장남과 명장 몽염(蒙恬)

을 살해하고 실권을 장악했다.

　주11. 무제는 ~ 일어났다.

위황후(魏皇后)와 황태자가 반란을 기도했다.

　주12. 五城.

곤륜산에 있는 선궁(仙宮). 황하의 수맥은 곤륜산에 있다.

　주13. 積石山.

청해성(青海省). 황하는 이로부터 흘러나온다.

　주14. 四瀆.

양자강, 황하, 회수(淮水), 제수(濟水) 등 네 강.

　주15. 五河

자(紫), 벽(碧), 적(赤), 청(青), 황(黃)의 오색의 강.

　주16. 五色.

青, 赤, 黃, 白, 黑

　주17. 五音.

궁(宮), 상(商), 각(角), 치(徵), 우(羽).

　주18. 五臭.

전(羶), 향(香), 성(腥), 초(焦), 후(朽).

　주19. 五味

함(鹹), 고(苦), 산(酸), 신(辛), 감(甘).

　주20. ~ 날아드는 일도 있다.

《詩經》卷阿.

　주21. 물쟁반 ~ 예도 있다.

섭공(葉公)은 용을 좋아해서 집안을 용의 모양으로 치장했는데, 갑자기 용이 출현하자 기급을 했다(《新序》雜事).

　주22. 그릇에 ~ 말도 있다.

지황(地黃)의 재로 원을 그리고 한 모퉁이를 이즈러뜨리면 달도 이즈러진다고 한다(《淮南者》覽冥).

주23. ~운집했다.

《韓詩外傳》八.

주24. ~ 아끼지 않았다.

《韓非子》內儲說上.

주25. ~ 모여들었다.

《韓詩外傳》三.

주26. ~ 찾아왔다.

《淮南子》人間訓.

주27. ~ 태평스럽게 했다.

《淮南子》精神訓.

주28. ~ 멈추게 했다.

《韓非子》外儲說左上.

주29. ~ 중지했기 때문에.

너무 막대한 경비가 들었다.

주30. ~ 알 수 있었다.

《史記》本傳.

주31. ~ 미리 알았다.

《韓非子》說林.

주32. 田常.

전국시대 제(齊)나라의 신하.

주33. 계약서.

계약서는 붉은 글씨로 썼다.《左傳》에 그 예가 있다.

주34. 五刑

입묵(入墨), 비절(鼻切), 족절(足切), 궁형(宮刑), 사형(死刑).

주35. 九伐.
대사마(大司馬)가 아홉 가지 범죄를 정벌하는 법(周禮).

주36. ~ 사방을 감화시키는
예를 들면 순(舜)이 그렇다(《書經》大禹謨).

주37. 형벌은 ~ 무겁다.
《書經》呂刑.

주38. 시에 ~ 중요하다.
《易經》隨卦.

주39. 摩尼.
범어로 마니(mani). 용왕의 뇌 속에 있다는 진주.

주40. 鯤.
몸의 크기가 수만 리나 된다고 하는 대어(大魚).

주41. 綿駒.
제(齊)나라의 명창.

주42. 軒丘.
초(楚)나라에 있는 고산.

주43. 忘歸之失.
초왕(楚王)이 사용한 화살의 이름.

주44. 呑舟之魚.
배를 삼킬 만한 큰 물고기.

주45. 桑弘羊.
한(漢)의 어사대부(御史大夫). 염철전매(鹽鐵專賣)을 시행하여 나라를 부흥시켰으나 모반했기 때문에 사형당함.

주46. 곽광.

한(漢)의 대장군. 헌제(獻帝)를 옹립하여 이십여 년 동안 정권을 휘둘렀으나, 사후 그의 일족이 주살되었다.

주47. 범려.

월왕(越王) 구천(句踐)을 보좌하여 월을 패자로 만들었으나 곧 관에서 물러나 도주공(陶朱公)이란 이름으로 대상인이 되었다.

주48. 疎廣.

한(漢)의 박사. 은퇴하여 조정에서 하사한 돈을 백성에게 뿌리고 다녔지만, 그 자손에겐 물려주지 않았다.

주49. 醫和. 扁鵲.

모두 옛날의 명의.

주50. 기책을 ~ 일이 있지만.

처음에는 위(魏)에 사관했지만, 첩자란 누명을 받고 진(秦)으로 달아나 중용되었다.

주51. ~ 새를 쫓는 올빼미.

《莊子》秋水.

주52. ~ 굽은 일이 있지만

曹大家〈寒蟬賦〉.

주53. ~ 받으려고 하지 않았다.

《列子》說符.

주54. ~ 보물을 탐하지 않았다.

《韓詩外傳》一.

주55. 옛날 장석은 ~ 말하고 싶지 않다.

《莊子》徐無鬼.

주56. 伯牙.
거문고의 명인.
주57. 張耳.
진여(陳餘)와 함께 진(秦)에 대하여 최초로 반란을 일으켰다.
주58. 朱亥.
신능군(信陵君)을 위하여 진비(陳鄙)를 격살했다.
주59. 八藪.
여덟 개의 큰 숲. 즉 魯의 大野(대야), 晋의 大陸(대륙). 秦의 揚汚(양오), 宋의 孟諸(맹제), 楚의 雲夢(운몽), 吳의 具區(구구), 齊의 海隅(해우), 鄭의 圃田(포전) 등이다.
주60. 砥柱.
산서성 평능현(山西省平陵縣)에 있는 산인데, 황하의 한복판에 돌출해 있는 산.
주61. 長州.
오왕(吳王)의 요림(料林).
주62. 蕭丘.
남해(南海)에 있는 섬. 자연적인 불이 타고 있다.
주63. ～ 태울 수는 없다.
釋滯篇 參照.
주64. 이윤, 곽광.
모두 어린 왕을 보좌한 명신.
주65. ～ 위대한 증거이다.
이상의 두 구는 노자(老子)에 나오는 말.
주66. ～ 비교할 수가 없다.

~광활함에 ~없다. 원문은 「不與□其曠」으로, 탈자가 있다. '比'를 삽입하여 해석했다.

주67. ~ 재상으로서는 뛰어났다.
《三國志》蜀書本傳.

주68. ~ 행동이라 할지라도.
예를 들면 이윤(伊尹)이 그 주군 태갑(太甲)을 추방하여 개심하기를 기대하는 것.

주69. 인정이 없다고 ~ 할지라도.
예를 들면 공자(孔子), 안회(顏回)의 장례식에 마차를 부탁했지만 이를 거절했다.

주70. 莊子・老來子.
두 사람은 모두 은자(〈列仙傳〉).

주71. 四季八風.
일년에 부는 바람.

주72. 유왕, 여왕.
서주(西周)가 멸망하는 원인을 만들었다.

주73. ~묘에 미치지 못했다.
제(齊)의 영공(靈公)은 포악하여 마지막에는 가래에게 타살되었다. 靈이라고 하는 시호는 어리석은 군주. 柳下惠는 魯의 현인. 죽었을 때 그의 처가 추도문을 지어 시호를 惠라 했다 (〈列仙傳〉).

주74. ~ 성문에 미치지 못했다.
진시황은 아방군(阿房宮)을 지었으나 사후 혁명이 일어나 타버렸다. 후한의 대유인 鄭玄의 마을은 도둑떼들도 존경하여 피해 갔다.

주75. ~ 비처럼 내렸다.

한(漢)의 羊公이 시미소(施米所—쌀배급소)를 설치하여 은혜를 베풀자, 사람마다 예를 지켜 채소씨를 들고 왔다. 그것을 밭에 심었더니 그 열매는 모두가 보옥이었다(《仙傳拾遺》).

주76. 네 종류의 맥.

현(弦), 홍(洪), 부(浮), 침(沈).(《素問》七)

주77. ~ 천자로부터 받은 영광을

《書經》禹貢.

주78. ~ 사나이가 있었다.

《莊子》達生.

주79. ~ 군자가 매우 많았다.

《詩經》代檀.

주80. ~ 올리지는 못했다.

《後漢書》逸民傳.

주81. 蒲車.

수레바퀴에 부들의 술을 말아 넣어 잡음이 나지 않도록 한 수레.

주82. 헛되이 되돌아갔다.

《後漢書》本傳.

주83. 古公亶父.

주(周)나라 문왕(文王)의 조부. 빈(豳)에 살았는데, 만족의 공격을 받자 자기가 없으면 공격도 없을 것이라고 하면서 이주했다.

주84. ~ 설득할 수는 없다.

공자(孔子)가 제자들과 함께 여행을 하는 도중 그를 태운 말이 달아나 논의 벼를 뜯어 먹었다. 벼 주인인 농부는 말을 잡고 자공(子貢)의 변술에도 막무가내로 듣지 않았다. 공자의 새 제자가 된 역시 농촌 출신의 제자가 설득하자 그때에야 비로소 말을 돌려주었다(《呂氏春秋》必已).

주85. ~ 재산을 준다.
원문은 「用才」인데, 교어에 才는 財의 잘못이라 한다.
주86. 동민.
광동성(廣東省)에 있는 숲. 산림이 많았다.

권 40
(辭義)
사의

사의(辭義)는 문장을 논한다는 뜻이다.

사(辭)는 말(言), 글(文), 사례하다(別去), 사양하다(却不受)는 의미로 표현되는데, 여기서는 문장이란 뜻이다.

또 의(義)는 옳다(適宜事理), 의리(人所可行道理), 뜻이란 말로 사용된다. 여기서는 뜻이라는 의미이다. 그러므로 사의(辭義)는 문장에 대하여 논한다는 말이 된다.

이 편에서는 문장의 내용은 형식에 맞추지 않을수록 우수한 것이고, 그 수사(修辭)는 흔히 있는 것이 아닐 때 아름답다고 하는데, 왜 고금의 문장가(文章家)들은 형식에만 맞추려 하는가? 하는 질문에서 시작된다.

포박자는 문장(文章)은 그 묘사 방법이 각각 다르다 할지라도 그 색채의 미(美)는 같다고 했다. 문장의 소재(素材)는 같은 것이라 할지라도 그것에 대한 묘사는 다를 수 있다는 것이다. 그러므로 구태여 형식에만 맞출 필요는 없으며, 자기의 독창성을 발휘하여 표현하는 것이 좋을 것이라

했다.

또 소재가 아무리 좋은 것이라 할지라도 그것을 묘사하는 자가 없다면 그 소재의 미는 나타나지 않는다. 따라서 그것을 묘사하는 데는 재능의 청탁(淸濁)이 있으며, 그 사색(思索)에는 깊고 얕은 차이가 있을 수 있다. 여기에 문장의 품위(品位)가 있는 것이다.

그러므로 문장을 이루는 데는 자유분방한 천재의 기발한 착상이 있는가 하면, 틀에 박힌 형식에 집착하는 둔재도 있을 수 있다고 했다.

문장(文章)이란 생각을 글로 표시하는 것이다. 그러나 옛날 동양에는 '문화(文化)'나 '교양(敎養)'이란 뜻으로 사용된 일도 있다.

위(魏)나라 문제(文帝)가 지었다는 《전론(典論)》이란 책에는 「인간의 수명은 다함이 없고, 영화와 향락은 일신(一身)과 더불어 그치지만, 문장은 길이 무궁하다」했다.

그리하여 포박자는 문장은 수식이나 형식에만 치우치는 재능보다도 진실이 담겨 있어야만 한다고 했다.

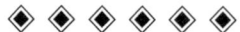

어떤 사람이 말했다.

하늘은 둥글고 땅은 사각(四角)인데, 이것은 콤파스나 곱자[1]로 만든 것이 아닙니다. 하늘에 떠 있는 해와 달, 그리고 별들이 반짝거리고 있지만 그것은 누군가가 빛이 나도록 갈아서 그런 것이 아닙니다. 봄의 꽃들은 아름답게 피지만 그 색깔은 물감에 물들인 것이 아닙니다. 난초(蘭草)[2]는 그윽한 향기가 풍기는데, 그것은 화장품에서 빌려온 것은 결코 아닙니다.

이상의 사실로부터 알 수 있는 것은 진귀(眞貴)한 것은 천연 그대로가 좋다는 것입니다. 마찬가지로 이것을 문장에 대해서 말한다면 내용은 흔히 볼 수 있는 형식에 맞추지 않은 것을 우수한 것이라고 하고 그 수사(修辭)는 흔히 있는 것이 아닐 때 아름답다고 해야 될 것입니다.

그런데 고금(古今)의 문장가(文章家)를 살펴보면, 붓 끝에서 생각한 그대로 곧바로 아름다운 문채를 묘사하는 사람은 거의 없으며, 대개가 옛 말을 형식에 맞추려는 것뿐이니, 이것은 무슨 까닭인가요?

포박자가 대답했다.

음악(音樂)은 음이 조화를 잘 이루는 것이 중요한 것이며 저작(著作)은 논리를 명쾌하게 분석하는 것이 중요하다.

그러므로 팔음(八音)[3]은 소리를 내는 악기는 달라도 그 음계(音階)는 같은 것이며, 문장은 그 묘사방법이 각기 다르다 할지라도 그 색채(色彩)의 미는 같다. 다만, 그 표현의 세련도의 차이이다. 미추(美醜)의 차이가 있을 뿐이다.

그리하여 옛날의 위대한 음악가들은 정해진 곡을 연주하지 않았고, 우수한 요리사는 틀에 박힌 음식맛을 내지 않았다.

가래나무(梓)와 예장나무(豫=樟)의 재목이 산처럼 쌓여 있다 할지라도 명공(名工)이 없으면 기묘한 세공(細工)은 할 수 없다. 여러 가지 서적이 수없이 많지만 영재(英才)가 아니라면 그 참뜻을 이해할 수가 없다. 바꿔 말하면, 천리에 뻗친 거목(巨木)들이 아니면 높은 건물을 지을 수 없다는 것은 아니다. 귀신(鬼神) 같은 재주가 아니라면 문장을 지을 수 없다는 말은 아니다.

포박자가 말했다.

대체로 재능에는 청탁(淸濁)이 있다. 사색(思索)에는 깊고 얕은 차이가 있다. 그러므로 다같이 글을 짓는다 해도 그 결과는 천차만별(千差萬別)이다. 어떤 것은 매우 넓은 것이긴 해도 그 심오함이 없고, 어떤 것은 진실을 표현한 것이다. 하지만 그 표현이 졸렬하다. 어떤 것은 사리에 어긋나긴 해도 그 문장만은 절묘하다.

이러한 것들은 대개 부분적으로는 우수한 것으로, 상당한 경지에 이른 사람들이지만, 그렇다고 모든 일에 통할 수 있는 재능은 되지 못한다. 그럼에도 불구하고 스스로를 돌이켜 생각할 줄을 모르고 의욕만 강하여 무엇이든 해보고자 한다. 혹은 자기에 걸맞지 않은 일을 하기도 한다. 그러므로 남의 비웃음을 면할 수 없는 것이다.

포박자가 말한다.

오미(五味)[4]는 각각 다른 것이지만 그런데로 맛이 있다. 오색(五色)[5]은 서로 다른 색이지만 모두가 아름답다고 할 수 있다.

그러나 요즈음 사람의 통례로서는 자기와 같은 색깔을 좋아하는 사람은 좋아하고, 그렇지 못하면 싫어한다. 자기와 어울리는 것은 좋은 것이라 하고, 그렇지 못한 것은 좋은 것이 아니라고 한다.

대저 문장의 품위(品位)라는 것은 구별하기가 매우 힘들다. 다만 귀에 거슬리지 않으면 가작(佳作)이라 하고, 자기 기분에 맞으면 쾌작(快作)이라고 한다면, 공자(孔子)가 듣고 사흘 동안이나 고기맛을 잊어버렸다고 하는 소(韶-순의 노래)와 《시경(時經)》의 대아(大雅), 송(頌)과 같은 청아(淸雅)한 풍류(風流)를 이해할 수 있는 사람은 매우 적을 것이다. 이른바 '음식맛을 내는 데는 간만 맞추면 된다고 생각하지만, 오미(五味)가 조화되려면 그것만으로는 부족하다는 사실을 모른다. 자질구레한 세공(細工)에는 밝아도, 육중한 건물의 깊숙한 맛을 생각지 못한다'고 하는 말은 바로 이를 두고 한 말이다.

분방(奔放)한 천재는 천치 위를 날아다녀도 마음에 걸리는 일이 없다. 좁은 생각에만 집착한 둔재(鈍才)는 즐겨 우리 안에 있고자 한다. 날개를 치는 것도 강하고 약한 것이 있으므로 날아오르는 것도 높고 낮은 차이가 생긴다.

달리는 다리에도 빠르고 늦은 것이 있으므로 그 도착하는 데도 가까운 차이가 생긴다.[6]

문장은 내용이 풍부하고 넓은 것이 좋다. 그러나 만인이 입을 모아 좋다고 칭찬해야만 할 필요는 없다. 풍속의 퇴폐, 정치의 쇠망을 구할 수 없는 문장, 방황하는 사람들에게 갈 길을 지시하지 못하는 문장, 빈한한 사람의 불만을 해소할 수 없는 문장은 마치 식량의 부족을 메꿀 수 없는 봄철의 꽃이나, 추위를 막지 못하는 향초(香草)와 같은 것이다.

옛날의 시(시경)는 위정자(爲政者)의 과오를 풍자(諷刺)했다. 그러므로 유익하고 귀한 것이다. 지금의 시는 겉치레만 늘어놓고 있을 뿐이다. 그러므로 오히려 해롭고 보잘것이 없다.

포박자가 말했다.

문필가에도 각기 폐단이 있다. 그 심한 것은 비유가 번고롭고 말이 쓸모가 없다. 폭넓은 비유로 교훈적인 글을 쓰려고 하다 보면 버리기에는 아까운 것이 많을 것이며, 따라서 그 번거로움을 느끼지 못할 것이다. 그 폐단이 가벼운 것으로는, 문채는 화려한데 고증이 부족하다는 점이다. 고증이 부족하기 때문에 표면적으로는 아름답게 보이지만, 그 주장하는 바가 선명치 못하다.

그 화려한 빛이 해와 달, 별처럼 높고 아름다우며, 그 심오함과 미묘함이 깊이를 측량할 수 없는 깊은 못과 같고, 또 아무리 미세한 인정이라도 표현해낼 수 있고, 어떤 심원한 정치적 이상도 모두 감추고 있는 그러한 문장이라야 비로소 작자의 신분은 천하다 할지라도 그 말은 귀하게 될 것이며, 천년 후에는 더욱 더 유명해질 것이다.

■ 譯註

주1. 콤파스나 곱자.
規矩. 원이나 각형을 그리는 도구(《孟子》離婁上). 이로부터 사물의 규칙, 표준 또는 법칙(《史記》禮書).

주2. 난초.
원문은 「茝蕙(채혜)」. 茝나 蕙는 모두 향초라는 말로, 난초를 의미한다.

주3. 八音.
팔방에서 부는 바람 소리에 대응한 음계.

주4. 五味.
시고(酸), 달고(甘), 쓰고(苦), 맵고(辛), 짠(鹹) 맛을 말함.

주5. 五色.
青, 黃, 赤, 白, 黑의 다섯 가지 색.

주6. 멀고 가까운 차이가 생긴다.
원문은 「駑銳不可 膠柱枯調也」인데, 이 여덟 자는 의미가 통하지 않는다. 따라서 可자 밑에 탈문이 있을 것이라고 하는 학자도 있다.

권 41
(循本)
순본

　순본(循本)이라 함은 근본으로 돌아가는 것을 말한다.
　만사(万事)에는 반드시 근본(根本)이 있기 마련이다. 어떠한 현상이든 원인이 없이 일어나는 경우는 없다. 다만 얼마 동안은 그것을 모르고 있기 때문이다.
　포박자는 지혜의 근본은 허무정숙(虛無靜寂)이고, 천지의 근본은 음양(陰陽)의 유강(柔剛)이며, 산악의 근본은 우뚝 솟은 봉우리이고, 군자(君子)의 근본은 덕행(德行)과 문학(文學)이라 했다.
　근본이 튼튼하지 않으면 얼마 가지 않아서 쇠하고 만다. 근본을 빨리 이해하는 사람은 번영할 수 있다.
　성인이나 현인이라는 것은 이러한 이치를 터득한 사람이다. 그러므로 사회가 어지럽고 나라가 쇠망해 가면 성인과 현인을 요구하는 것이다. 근본을 아는 이는 방종도 자만도 있을 수 없고, 태만과 악행도 있을 수 없다. 근본의 이해에는 모든 이치가 담겨 있기 때문일 것이다.

그러므로 포박자도 암굴 속의 현인을 구해야 근본으로 돌아갈 수 있다고 했다.

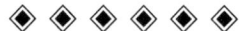

포박자가 말했다.

허무정숙(虛無靜寂)은 지혜¹⁾의 근본이다. 음양(陰陽)의 유강(柔剛)은 천지의 근본이다. 우뚝 솟아 있는 봉우리는 산악(山嶽)의 근본이다. 덕행(德行)과 문학(文學)은 군자의 근본이다.

근본이 없고도 이루어질 수 있는 일은 없다. 그러므로 높은 곳에 이르려고 생각하면 반드시 그 기초를 튼튼히 해놓지 않으면 안 되며, 지엽(枝葉)을 무성하게 하기 위해서는 그 뿌리를 깊게 내려야만 한다.

마을에서도 효성스럽고 공경스럽다는 칭찬을 들어본 일이 없는 사람이 먼 곳으로부터 자기를 초빙해 줄 것을 바라거나, 관리로서의 평판이 좋지도 않은 터에 벼락 출세를 바라는 자가 설령 약간의 허명(虛名)을 떨친다 할지라도 그것은 마치 제 철도 아닌데 핀 돌연변이의 꽃과도 같은 것이다. 서리를 맞고 꽃이 핀다 하더라도 하루 아침에 시들고 만다. 생각지도 않았는데 높은 지위에 올라서 먼지를 뒤집어쓰며 마차를 달리는 몸이 되었다 할지라도, 그것은 마치 물고기나 조개들이 파도에 밀려 높은 곳으로 오른 것과도 같다. 얼마 후면 높은 육지에서 말라버리고 말 것이다.

옛날의 성현(聖賢)들은 그처럼 부지런히 공부했던 것이다. 그러나 지금의 천박한 사람들은 큰 소리만 칠줄 알았지 이처럼 공부하지는 않았다. 마른 조개를 파는 가게 앞에 오랫동안 서 있으면 피비린내까지도 느끼지 못하게 된다.[2]

모든 백성이 벗고 사는 나라에 살게 되면, 알몸으로 밖에 나간다 해도 조금도 추하다는 생각이 들지 않는다. 비록 세상에 알려지지 않는다 해도 불만스럽게 생각하지도 않고, 출세를 할 때나 불우한 처지에 놓여 있다 해도 언제나 변하지 않는 태도로 살아가는 위인이 아니고는 누가 이 손쉬운 지름길을 버리고 시대에 떨어진 먼 길을 돌아가겠는가.

이러한 폐단을 없애려 한다면 암굴에 은거하고 있는 뛰어난 선비를 발탁하여 그 재능에 따라 특별한 우대를 하는 길 이외에는 다른 방법이 없을 것이다.

■ 譯註

주1. 지혜.
神明. 인간의 마음, 정신, 지혜. 여기서는 지혜를 말한다.
주2. ~ 느끼지 못하게 된다.
《說苑》雜言.

권 42
(應嘲)
응조

 응조(應嘲)는 조소에 대하여 답한다는 뜻이다.
 본 편에 나오는 포박자에 대한 두 가지 질문은 포박자의 도가적인 사상에 대한 반론이라고 볼 수 있다. 어찌 보면 이러한 질문은 일반의 유가(儒家)들이 흔히 제기하는 질문이다. 즉, 사대부의 학문으로 생각되고 있는 유학(儒學)이 안고 있는 모순이 될 수도 있다.
 '사람은 생각하는 갈대'라는 서양의 명언이 있다. 동양에서는 만물의 영장이란 표현으로 전해지고 있다. 사람이 생각한다는 것은 곧 모든 만물에 앞선다는 가장 큰 요인일 것이다. 생각하기 때문에 말해야 하고, 글을 남겨야 했다. 이러한 생각이 자기 주변에서 비롯된다는 것은 쉽게 이해할 수 있다. 자기는 자신에만 그치는 것이 아니라 자기 식구, 자기 친척, 자기의 이웃, 자기의 친구라는 개념으로 확대된다.
 그렇다면 아무리 수양(修養)만을 전심하고 있는 사람이라 해도 넓은 자기에 대한 생각을 하기 마련이고, 드디어 그에 대한 평론(評論)이 나오게 된다는 것은 조금도 이상할 것이 없다. 정치하는 사람만이 정치를 평하고, 사업을 하는 사람만이 경제를 운위한다는 것은 있을 수 없다.

그러므로 포박자가 군도(君道)나 신절(臣節)을 논하고, 심거(審擧)나 궁달(窮達)을 열거했다 해서 특별한 일이 될 수는 없는 것이다. 포박자도, 노자(老子)나 귀곡자(鬼谷子) 같은 은둔자들도 세평을 했다고 했다.

오늘날의 종교의 자유나 언론의 자유 같은 것은 정치적 목적도 있다 하겠으나 그 근본은 오히려 인간의 자연상태를 보장하는 것이라 할 것이다.

이 편의 사대부의 반도가적 평론은 실은 한 초(漢初) 이후 성행된 유도(儒道)의 접근에서 비롯된 것이라 본다. 유가(儒家)와 도가(道家)는 서로 대립된 것이라고 보는 사람이 있지만, 인간의 윤리에 중점을 둔 것이 유가(儒家)라고 본다면, 오히려 상호 보완하는 관계에 있다 할 것이다. 그러므로 한 말(漢末)의 왕충(王充), 왕통(王通), 한퇴지(韓退之), 이고(李翶) 등의 대명유(大名儒)들도 소위 '역로(易老)의 학'을 비롯하여 새로운 시안으로 인간을 논한 것이 아니겠는가.

어쨌든 유가든 도가든 모두가 인간을 중심으로 해석되어야 하는 것이라면, 포박자의 장자(莊子)에 대한 평론은 이해가 갈 만도 하다.

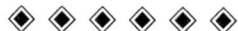

어떤 손님이 나를 비웃으며 말했다.

선생께서는 일신에 갖추고 있는 도(道)를 변함없이 지키며, 빛나는 재주를 마음 속 깊이 감추시고 세상을 등지고 마음먹은 대로 살아가고 계십니다. 속계(俗界)를 멀리 떠나 한가로이 지내고 계십니다. 관직(官職)에는 오르지 않겠다고 굳게 결심하시면서도 마음은 언제나 방황하는 일이 없으시고, 스스로 분수라고 정하여 세상의 번거로움 따위는 마음에 걸릴 것도 없습니다.

노자(老子)는 도덕(道德)을 으뜸으로 삼았고,[1] 장자(莊子)는 소요(逍遙)라는 것을 그 책의 첫 편에 두고 있습니다.[2] 이야말로 하늘에 닿을 듯한 높은 기개(氣漑)를 지니며, 방명(芳名)을 영원히 후세에 전하는 것이 될 것입니다.

그런데 선생은 은둔(隱遁)하면서 세상에 나서지도 않고, 임금을 섬기는 신분도 아니신데 《군도(君道)》나 《신절(臣節)》같은 글을 썼습니다. 세상과 사귀지 않으면서 풍속을 비난하고 백성을 구제하는 의논을 펴고 있습니다.[3] 정강이에 난 털 한 올도 애석해할 정도로 자기 몸을 중히 여기시면서 군사를 움직이고 성(城)을 지키는 병법을 쓰고 있습니다.[4] 입신출세(立身出世)는 마음에 없으면서 《심거(審擧)》《궁달(窮達)》 등의 편을 엮어 넣었습니다. 저로선 이해하기 어렵습니다.

나는 이에 대답했다.

군신(君臣)의 의리는 천지 다음으로 소중한 것이기는 하다. 그러나 인간은 제각기 즐기려 하는 것이 있다. 관직에 오르는 자도, 오르지 않는 자도 그 즐거움은 마찬가지이다.

초야에 묻히거나 출세를 하는 것은 시운(時運)일 뿐 입론(立論)과는 아무런 관계가 없다.

위대한 인물은 시세(時勢)에 따라서 변할 수도 있는 융통성이 있다. 노자(老子)는 아무것도 한 일이 없다. 귀곡자(鬼谷子)[5]는 평생을 은자로 지냈다. 그러나 그의 저서는 모두가 당세의 실무(實務)를 논하고 있다.[6]

이렇게 볼 때 자신이 그 일에 실무자라야만이 논할 수 있는 것은 결코 아닌 것이다.

아마도 그것이 흘륭한 옥(玉)이 아니었다면 초(楚)의 화씨(和氏)는 그것을 껴안고 피눈물을 흘리지는 않았을 것이다.[7] 못에 숨어 있는 교룡(蛟龍) 정도의 기량이 아니라면 바람과 구름을 모우지는 못했을 것이다. 나는 재능도 없으려니와 덕도 천박하다. 본래 정치에 대해선 소질이 없다. 입신(立身)을 하거나 초야에 있거나 마찬가지이다. 반드시 높은 가지에 있어야만 정치를 논할 수 있다. 정사에 관여하는 사람이 아니면 정치를 논할 수 없다고야 단언할 수 없지 않는가!

내가 평소에 유감스럽게 생각하는 것은 장자(莊子)에 관한 것이다. 그는 자기의 언동(言動)에 만족하면서 세상일을 속박이라 한 것이다. 그의 몸은 칠원(漆園)[8]의 관리로 있으면서도 그의 의논(議論)은 과장이 심하다. 그는 요괴(妖怪)의 그림을 좋아하고, 개나 말을 그리는 것을 피하였다.[9] 또 충절(忠節)이나 인의(仁義) 따위는 보잘 것 없는 것이라 하여 헐뜯고 있다. 그러나 그것은 조각(彫刻)한 호랑이나 벽화 속에 그려진 용(龍)은 바람을 부르고 구름을 일으키지 못하는 것과 같으며, 널판지 위에 적어 놓은 억만의 숫자로는 가난한 사람을 구제할 수 없고, 어린이의 죽마(竹馬)로는 다리가 썩는 병을 치료할 수 없으며, 흙으로 만든 접시들을 즐비하게 늘어놓는다 할지라도 그것이 허기진 배를 채울 수 없는 것과 같은 공론(空論)에 불과한 것인다.

어떤 사람이 또 이렇게 말했다.
그러나 선생의 저서(著書)는 풍속을 적나라하게 해부했을 뿐만 아니라 그 어조가 불쾌하고 표현이 너무 직선적입니다. 그래가지고는 고관들의 미움을 사서 출두 명령을 면할 길이 없을 것이며, 또 세상으로부터 꺼려히는 비가 될 것입니다. 이것은 명성을 떨치고 존경받는 도라고 할 수 없습니다.
포박자가 말했다.
모든 기물(器物)은 그것이 절실한 시기에 사용될 수 있을 때 그 진가가 인정되는 것이며, 겉모습을 꾸미는 데 가치가 있는 것이 아니다. 의논을 주장하는 것은 교화(敎化)에 이바지할 때 존중되며, 결코 세상의 칭찬을 받는 데에 가치가 있는 것이 아니다. 만약 헛되이 위정자에게 아부나 하고 겉치레로 말하여 나쁜 것을 숨긴다고 한다면, 과실을 바로 잡고, 미혹에서 각성시키는 효과는 없게 될 것이다.
어울리는 자가 적다고 하여 양춘백운(陽春白雲)의 곡(옛날의 명곡)을 없애버리며, 잘 팔리지 않은 것이라 하여 몇 개의 성곽과도 맞바꿀 만한 명옥(明玉)을 헐값으로 팔아버린다는 것은 나로서는 도저히 찬성할 수가 없다.

 현란한 문채를 늘어 놓아 세상 사람을 즐겁게 하는 일이야 나라고 못할 바 아니다. 위정자의 옳지 못함에 항거하여 직언(直言)을 하는 것이 훌륭하다는 것쯤은 나라고 모를 리가 있겠는가!

 그러나 본심에 어긋나게 옳지 못한 글을 쓰고, 진위(眞僞)를 착란(錯亂)케 하는 일 따위는 나로서는 도저히 참을 수 없다. 마음과 언행(言行)이 일치하고, 뒤돌아 본다 할지라도 마음에 부끄러움이 없는 그런 태도가 되고 싶다. 죽은 뒤에 누군가가 이해해 주기를 바랄 뿐이다. 내가 주장하는 바를 세상에서 수용할 것인가, 안 할 것인가는 천명에 맡길 뿐이다. 반드시 내 책이 널리 유행하고, 내 주장이 받아들여지며, 그것이 당세에 영예를 얻지 못한다 한들 탓할 것이 무엇인가!

 무릇 군자가 입을 열고 필을 들면, 반드시 세상의 폐풍을 깨닫도록 훈계해야 한다. 즉, 부화뇌동(附和雷同)하는 악인들을 바르게 인도하고, 어두운 세계로 타락하려는 세풍을 맑게 정화(精華)하려고 힘써야 한다.

 그러나 세상의 저술가들은 화려한 문채만을 수식하고, 쓸모없는 공론(空論)을 높이 세우는가 하면, 근거도 없는 헛된 말을 늘어놓고, 내용도 없는 미사여구(美辭麗句)에만 골몰한다. 이것은 마치 견백(堅白)[10] 여수(厲修)[11]의 이론을 논하는 공손룡(公孫龍)[12]의 책(논리학)과 유사하다.

 예를 들면 광대(曠大)한 것을 천지 밖까지 한 우리에 감싸고, 미세(微細)한 것은 아무리 작은 틈이라도 스며들며,

13) 지혜의 고리처럼 어려운 문제라도 즉석에서 풀아내고, 보통 같은 종류의 것으로 보이는 것들을 분리해서 구분하고, 세속에서 다른 종류의 것으로 보는 것들을 같은 종류로 보는 것이다. 날아가는 새의 그림자는 움직이고 있는 것 같으나 실은 움직이지 않는다고 하거나, 달걀에도 발이 있다15)든가, 개를 양으로 볼 수 있다16)든가 둥근 거북과 긴 뱀과는 같은 것17)이라든가 하는 예들이다.

이러한 이론은 기발한 표현으로 속인들을 현혹시키는 것들이지만, 그러나 오창(敖倉)18)의 그림을 그려서 굶주림을 메꾸거나, 은하를 쳐다보고 갈증을 멈추게 할 수는 없는 것이다. 곤산(崑產)19)에 다량의 옥이 있다는 얘기를 들려준다고 원헌(原憲)20)의 가난을 면하는 데 도움이 되지는 못하며, 약 창고(藥倉庫)의 장부를 보여준다고 해서 위급한 환자를 낫게 할 수는 없다. 묵자(墨子)가 나무를 조각하여 닭의 모형21)을 만들어 하늘 높이 날아갔다고 하지만, 그 실용적인 면에서 보면 세 치의 수레바퀴에도 미치지 못한 것이다. 관청(管靑)22)은 명마(名馬)의 모형을 구리로 만들었지만, 그것은 실제로는 살아 있는 노마(駑馬) 정도의 역할도 해낼 수 없는 것이다.

그와 같은 이유로 말(言)은 가을 하늘보다 높은 것일 수 있지만, 실제로 행할 수 없는 것이라면 차라리 뜻을 바꿀 생각이 없다.

■ 譯註

주1. ～ 으뜸으로 삼았고
노자(老子)의 글을 《도덕경(道德經)》이라 한다. 노자가 주장하고 있는 도덕이란 자연으로 돌아간다는 것이다.

주2. ～ 두고 있습니다.
소요(逍遙)라는 것은 세속의 잡다한 생각들을 버리고 자연 그대로 노니는 것이다. 장자의 중심 사상이라고 할 수 있다.

주3. ～ 펴고 있습니다.
疾謬(질유), 白里(백리) 등.

주4. ～ 병법을 쓰고 있습니다.
포박자의 자서(自序)에 군서류(軍書類) 30권을 썼다고 한다.

주5. 鬼谷子.
초(礎)의 사상가. 영천(潁川), 양성(陽城)의 귀곡 지방에 은둔했기 때문에 붙여진 이름. 권모술수의 외교책을 우자의 도로 하는 종횡가.

주6. ～ 논하고 있다.
老子는 정치의 요체를, 鬼谷子는 병법을 주장한다.

주7. ～ 않았을 것이다.
和氏는 명옥을 헌상했지만, 옥을 돌이라 보고 오히려 화씨는 다리가 잘렸다. 상당한 재량이 아니라면 인정할 수 없는 것도 애석해하지 않는다.

주8. 漆園.
장자(莊子)의 이명. 몽(夢)이라는 지방인 漆園(옻밭, 일설은 지명)의 관리로 있었기 때문이라 한다. 漆園史(《史記》莊子傳)).

주9. ~ 피하였다.

유령은 본 사람이 없기 때문에 그리기가 쉽고, 개나 말은 누구라도 볼 수 있으니까 그리기 힘들다(《韓非子》外儲說式上).

주10. 堅白.

단단한 하얀 돌이라는 말이 될 수 없다. 촉각을 통하여 견고함을 알지만, 색은 알 수 없다.

주11. 여수.

簡注는 厲를 廣으로 고친다. 폭과 길이가 같다고 하는 궤변.

주12. 公孫龍.

전국시대의 궤변학자.

주13. ~ 스며들며.

《莊子》天下篇에 보이는 혜시(惠施)와 공손룡(公孫龍)의 궤변 논리(詭辯論理)의 명제 중에는 무한대(無限大), 무한소(無限小)의 개념이 있었다.

주14. ~ 움직이지 않는다.

운동(運動)을 의심한다.

주15. 달걀에도 발이 있다.

천하편(天下篇)에는 「달걀에는 털이 있다」, 「鷄三足」은 있지만 이 명제는 없다. 아마도 양 명제를 혼합한 것이 아닌가 한다. 무에서 유는 생기지 않는다고 하면, 병아리에 있는 이상 달걀에도 눈에 보이지 않는 발이 있다고 하는 궤변.

주16. 개를 양으로 볼 수 있다.

개와 양은 이종의 것이지만, 네 발 짐승이란 점에서 같은 종류.

주17. 둥근 거북과 긴 뱀과는 같은 것

세간에서는 거북은 땅딸막하고 뱀은 길다고 말하고 있지만, 그 장단의 차는 무한대와 비교한다면 거의 영과 같은 것이라는 궤변.

주18. 敖倉.
진(秦)나라의 곡물창고. 하남성 오산(河南省敖山)에 있다.

주19. 崑山.
산서성(山西省)에 있는 산. 옥의 산지로 유명하다.

주20. 原憲.
공자의 제자. 매우 가난함.

주21. 닭의 모형.
《韓非子》의 外儲說에서는 매(鳶)라고 한다.

주22. 管靑.
옛날 말(馬) 감정의 명인.

권 43

(喩蔽)

유폐

 유폐(喩蔽)는 눈이 가려진 사람을 논한다는 뜻이다. 즉 눈뜬 장님을 말한다는 것이다.
 본 편은 왕충(王充)에 대한 의견이다.
 포박자의 동문인 노생(魯生)이란 사람은 왕충의 저서인 《논형(論衡)》에 대해 매우 비판적이다. 즉, 《논형》은 내용이 80여 권이란 방대한 것일 뿐 그 문채가 좋지 않을 뿐만 아니라 그 논거가 분명치 않다는 것이다.
 이에 대해 포박자는 《논형(論衡)》이야말로 천재적인 작가의 명작이라고 극구 칭찬하면서, 이러한 명저를 알아보지 못하는 것은 견식(見識)이 부족하기 때문이라고 노생(魯生)을 혹평했다.
 왕충(王充)은 후한(後漢) 말기의 학자였다. 당시의 유명한 역사가인 반표(班彪)의 제자로 제반 학문에 정통하였으며, 한 말의 삼대 수재(秀才) 중의 한 명이다. 그는 본래 유가의 선비였지만, 한 초(漢初) 이래 성행되어 온 유도(儒

道)의 학문적 접근을 자각하고 소위 《역노(易老)의 학》에 앞장섰다.

그는 기(氣)가 흐려져서 천지음양(天地陰陽)이 되고, 음양의 두 기운이 서로 관계하여 만물이 발생한다는 역(易)의 태극사상(太極思想)에 바탕을 두고, 만물을 모두 물(物)이라 보고 이론적으로는 사람과 사물의 차별을 인정하지 않는다(《論衡》自然篇). 그리고 인간의 현우(賢愚)의 차이는 지식의 유무(有無) 다소(多少)로서 설명하려 했다.

그의 성론(性論)은 하나의 원기(元氣)를 받아서 혼돈 상태에서 선(善)과 악(惡)이 아직 분리되기 전의 성(性)을 생각하고, 환경이나 교육 여하에 따라서 선으로 나타날 수도 악하게 나타날 수도 있다고 한다. 필경 선악(善惡)의 양분자를 인정한 것이다.

왕충은 또 교육의 의의에 이르러서는, 노자(老子)의 사상를 취하며 자연 무위(自然無爲)라고 주장한다. 따라서 유도(儒道) 양 사상의 혼합인 것이다.

그는 또 우주관(宇宙觀)의 귀결로서 극단적인 숙명론(宿命論)을 주장했다.

즉, 만물은 하나의 원기(元氣)가 유행함으로써 일정한 기(氣)와 형(形)을 부여한다. 명(命)의 형기가 주어질 때 결정된다. 명과 형기와는 서로 관계하며 형기가 있는 곳에는 반드시 명이 있고, 명이 발생하면 반드시 형기가 온다. 명이 차별이 있는 것은 형을 받을 때의 기(氣)가 엷고 두터운 것에 좌우된다고 했다. 그러므로 그는 골상(骨相)을 중시했다 한다.

그 외에도 중국 최고의 유물론(唯物論)하며, 또 귀신이나 영혼의 존재까지도 부인한 것은 특기할 만한 것이다.

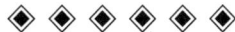

포박자가 말했다.

나는 언제나 《논형(論衡)》[1] 80편을 저술한 후한(後漢)의 왕충(王充)을 뛰어난 천재로 생각하고 있다. 나와 동문인 사람으로 노생(魯生)이란 친구가 있다. 그가 그런 나를 비난하면서 말했다.

"무릇 옥(玉)은 그것이 흔치 않기 때문에 진귀한 것이며, 굴러다니는 자갈들은 많기 때문에 천하다. 그러므로 포희(庖犧)는 십에도 모자란 팔괘(八卦)를 지어서 천지의 모든 현상을 포용케 했다. 노자(老子)는 만 자도 못 되는 글로 책을 지어서 그 속에 도덕을 설명하고 있다. 왕충(王充)의 저서는 몇 개의 상자에 담을 만큼 방대한 양이지만, 그 논지(論旨)는 일정하지 않으며, 유가(儒家)와 같은 것을 설명하는가 생각되면 묵가(墨家)와 같은 것을 말하고 있다. 그 문장이나 비유 같은 것도 모두가 수려한 것이라고 볼 수 없는 것들이다. 들판 한구석에 난 다북쑥(蒿)이나 가라지풀(莠)은 사방 일 보(一步)의 기장이나 피(稷)에 미치지 못한다 함은 바로 이를 두고 한 말일 것이다."

나는 대답했다.

그런데 옛부터 전해오는 말로,

'작자(作者)를 성(聖)이라 하고, 술자(述者)를 현(賢)이라

한다.'²⁾
고 말한다. 다만 창작과 조술(祖述)은 그 가치의 차이는 있다고 해도 그 작품량의 다과를 문제로 한 예는 아직 들어보지 못했다.

그대는 말하자면 어두운 굴 속에 숨어서 바깥 세상이 얼마나 넓은가를 알지 못하고 등잔불 밑에 앉아서 하늘의 해와 달, 별들이 얼마나 휘황찬란한가를 알지 못하며, 얕고 좁은 빗물 웅덩이 속에 놀면서 남명(南溟)³⁾이란 바다가 얼마나 광활한가를 깨닫지도 못하고, 낮은 개미 언덕에 머물면서 숭산(嵩山)이나 대산(岱山)의 높이를 짐작도 못하는 것과 같다.

천지(天地)가 광대하다 함은 온 세상을 다 덮고 있을 뿐만 아니라 눈으로 볼 수 없으리만치 넓기 때문인 것이다. 산과 바다가 풍부하다는 것은 그것이 넓은 면적을 차지하고 있을 뿐만 아니라 모든 잡다한 것들을 삼키고 있기 때문이다.

만약 그대의 말대로 적은 것이 귀하고 많은 것이 가치가 없는 것이라고 한다면, 넓은 하늘이 만물을 감싸고 있는 기능까지도 무가치한 것이어야 하며, 대지(大地)가 만물을 담고 있는 힘까지도 결코 귀하다고 할 수 없는 것이 아닌가.

대체로 소 발자국에 고인 물 속에서는 배를 삼킬 만한 대어(大魚)가 자랄 수 없다. 한 치의 나뭇가지 위에는 구름처럼 큰 날개를 지닌 새가 멈추려 하지 않는다. 개밋둑 꼭대기에 부상(扶桑)⁴⁾ 나무의 숲이 우거질 리가 없다. 빗물이

고인 작은 웅덩이에서 산을 삼킬 듯한 대홍수(大洪水)는 나오지 않는다. 오(鰲)⁵⁾는 머리에 영주(瀛州)를 이고, 그 물결은 방장(方丈)⁷⁾을 넘는다. 거대한 복숭아 나무는 도삭산(度朔山)⁸⁾에 버티어 서 있고,⁹⁾ 건목(建木)¹⁰⁾이라는 큰 나무는 도광(都廣)¹¹⁾에 우뚝 솟아 있다.¹²⁾ 곤(鯤)은 천지(天地)를 가로지르고, 붕새는 푸른 하늘로 날아오른다.¹³⁾

그런데 천둥이 한번 울리면 그 소리를 작게 줄일 수가 없으며, 황하(黃河)의 물결이 거세게 요동하면 그 파도를 막을 길이 없다. 명마(名馬)가 바람을 가르고 내달리면 그 속도를 줄일 수가 없고, 백조가 날개를 치면 낮은 곳을 날 수가 없다. 구름이 두꺼우면 내리는 비도 반드시 격렬하며, 강한 활은 반드시 멀리까지 날아간다. 이치가 이럴진대, 왕충(王充) 선생도 학문이 해박하고 재능 또한 위대한 이상 어찌 대의론(大議論)을 피할 것인가!

그대는 옥이 흔치 않기 때문에 귀하고, 자갈돌은 흔하기 때문에 천하다고 말했다. 그러나 저 현포(玄圃)의 산기슭과 형산(荊山)¹⁴⁾ 및 화산(華山)¹⁵⁾의 봉우리, 구원(九員)의 늪, 절방(折方)의 못에는 미옥(美玉)이 산과 같이 쌓이고, 야광주(夜光珠)가 마치 태양과 다투기라도 하듯 빛나고 있다. 그대의 논리대로 말하면 이러한 것들이 모두 보잘 것 없는 것들이다.

그리고 그대는 포희씨의 저작(著作)이 적다고(팔괘만이) 한 예를 들었다. 그렇다면, 예를 들어 주공(周公)은 역(易)의 괘에 판단의 수사(修辭)를 부치고 《주례(周禮)》¹⁶⁾와 음악을 지어냈고, 공자(孔子)는 《춘추(春秋)》를 저술한 외에도

《역(易)》의 십 편을 해설(十翼)하여 상세히 기록했다. 어느 것이나 포희나 노자보다는 저작이 많다. 그렇다면 주공과 공자가 모두 경시되어야 한다는 말이 될 것이다.

말수가 적다고 하면 진리(眞理)를 상세히 알리거나 사물의 이치를 명쾌하게 설명할 수가 없다. 그러므로 아무래도 많은 편을 써서 여러 권의 책이 나와야만 비로소 사물의 근본이 밝혀질 수 있을 것이다.

태양처럼 큰 것이 떠올라야만 비로소 날이 밝혀지고, 달처럼 큰 것이 비추어야만 비로소 밤 하늘을 밝힐 수가 있다. 다섯 가지 원소(元素)는 각각 그 용도는 다르지만, 동시에 존재한다. 백 가지 약초(藥草)는 그 치료하는 대상은 다르다 해도 함께 섞여서 난다. 춘하추동(春夏秋冬)의 사계절이 모여야 한 해를 이룬다. 오색(五色)이 모여야 비단도 아름답게 보인다. 팔음(八音)이 조화되어야만 비로소 음악은 아름답다.

그러므로 많은 말들이 한데 어우러져야만이 비로소 도(道)는 밝혀질 수 있는 것이다.

의돈[17] 정도의 재산을 모았으면서도 그것을 조금도 사용하지 않을 바에야 원헌(原憲)처럼 가난한 것이나 다를 바 없다. 무한한 역량(力量)을 가슴에 품고 있다손치더라도 짧고도 별로 쓸모없는 것만을 저술한다고 하면 보통 사람과 어찌 구별하겠는가!

음악은 그 소리를 들을 수 있는 사람에게만 그 가치가 인정된다. 책이라는 것은 그것을 읽을 수 있는 사람에게만 전해지기 마련이다.

진(晋)나라의 유명한 악사 사광(師曠)이 종(鐘)이란 악기를 연주할 때 반드시 같은 시대의 사람들에게 이해해 줄 것이라고는 기대하지 않았다. 올바른 말과 높은 문장(文章)을 칭찬해 주는 이가 없다 하여 그것을 줄일 필요가 없는 것이다.
 양자강(揚子江)과 발해(渤海)에는 오물(汚物)이 헤아릴 수 없이 흘러 들어오지만, 그렇다고 하여 그 깊이에 지장이 있는 것은 아니다. 오악(五嶽)에는 굽은 나무가 수없이 자라고 있지만, 그것이 그 산의 높이에 아무런 장애가 못 된다. 하(夏)나라의 황(璜)은 비록 그것에 작은 흠이 생긴다 할지라도 찬연히 아름다운 색깔이 그것을 보충해 주고도 남는다.
 수천 수만의 글씨로 엮어질 책 속에는, 혹은 표현이 부족한 자구(字句)가 있다 할지라도 고원(高遠)한 내용이 충분히 그것을 덮어줄 것이다. 그러므로 속담에도 「대하(大河)는 탁하다 할지라도 맑은 항아리의 물과는 비교가 되지 않는다. 거상(巨象)은 비록 수척해진 경우라 해도 살찐 양과는 다르다」고 했다.
 그대는 또 왕충(王充)을 "논지(論旨)가 일정하지 않고 유가적(儒家的)인가 하면 묵가적(墨家的)이기도 하다"고 비난했다. 그러나 본시 입에서 나온 것이 말이고, 종이 위에 쓴 것이 책이다. 책이란 사람의 말을 대신하는 것. 따라서 말은 사물에 대한 생각을 기록하는 것이다. 만약 붓으로 쓰는 경우, 여러 가지 주장을 기재하지 않는다고 하면, 입으로의 의론도 언제나 한 가지 주장만을 고집(固執)하지 않으면 안 될 것이다.

하지만 옛날 제후(諸侯)가 정치에 대해서 상담하고, 제자가 인(仁)에 대하여 질문하였을 때 공자(孔子)의 대답은 각자 사람마다 달랐다. 아마도 공자는 실제의 사항에 맞추어서 가르침을 내리고 각각 그때의 급무(急務)에 맞도록 답을 준 것이다.

예를 들면, 치료의 처방은 몇 백, 몇 천 가지가 있을 수 있고, 침술(鍼術)의 방법도 여러 가지가 있다. 한기(寒氣)가 들면 따뜻하게 하고, 열이 오르면 몸을 식혀주는 등, 모두가 목숨을 구하고 몸을 낫게 하기 위한 것들이다. 만일 여행을 할 경우에도 한 가지 길밖에 모른다고 하면, 결국 제(齊-山東省)나라로 가는 길과 초(楚-湖北省)나라로 가는 길을 바꾸지 않으면 목적지에 도달할 수가 없다.

도주(陶朱)와 백규(白圭)[18]의 재산이 한 종류에 그치지 않은 것은 그들이 참으로 풍요한 것이다. 운몽(雲蒙)이나 맹제(孟諸)의 산물(産物)이 천차만별인 것은 그 면적이 광대하기 때문이다.

그러므로《회남자(淮南子)》[19]에는 원도훈(原道訓)과 숙진훈(俶眞訓)[20]에서 비롯하여, 그 위에 병략훈(兵略訓), 주술훈(主術訓)[21] 등이 이어진다.《장자(莊子)》란 책에도 생(生)과 사(死)를 같은 것으로 보는 주장을 설명하고 있지만, 그 중에도 희생물로서 살해되는 소의 운명을 두려워하고(列禦寇), 조정에 사관(仕官)하여 녹을 먹느니보다는 차라리 진흙 속에 엎드린 거북의 생활을 선망하고,[22] 굶주림을 면하기 위해 쌀을 부탁하는 얘기가 실려 있다.[23]

만약 내용이 불순(不純)하다고 하여 그 문장을 모두 버린다고 한다면, 눈동자를 치료한다 하여 눈을 도려내고, 신경통을 치료한다 하여 발을 자르며, 잡초가 자라는 것이 싫어서 곡물을 베어내고, 가지가 시드는 것을 꺼려 나무를 뿌리째 잘라버리는 것과도 같다.

■ 譯註

주1. 論衡.
王充의 저서. 그 이론은 비교적 과학적이라 한다. 일체의 상서설(祥瑞說), 재이설(災異說)을 부정하고, 귀신의 존재도 부정했다.

주2. 작자를 ~ 현이라 한다.
《禮記》樂記.

주3. 南冥.
남쪽 끝에 있는 바다.

주4. 扶桑.
동해 속에 태양이 떠오르는 곳에 있는 큰 신목(神木)의 이름. 扶木, 扶搖라고도 함(山海經). 또 그 땅(十洲島記).

주5. 鰲.
큰 자라, 삼신산을 지고 있다.

주6. 瀛洲.
삼신산(三神山)의 하나
주7. 方丈.
삼신산의 하나.
주8. 度朔山.
동해의 신선
주9. ~ 버티어 서 있고
《獨斷》
주10. 建木.
원문은 「建水」인데, 교감기에 따라 水를 木으로 고쳤다.
주11. 都廣.
남방의 신선.
주12. ~ 우뚝 솟아 있다.
《淮南子》墜形訓
주13. 곤은 ~ 날아오른다.
《莊子》逍遙遊.
주14. 荊山.
안휘성(安徽省)에 있는 산. 화씨(和氏)가 옥을 얻은 곳.
주15. 華山.
섬서성(陝西省)에 있는 고산. 《爾雅》에는 이곳에서 아름다운 금석(金石)이 생산된다고 한다.
주16. 周禮.
주(周)나라 제도를 기록한 고전.
주17. 의돈.
춘추시대의 부호.

주18. 陶朱, 白圭.

두 사람 다 전국시대의 대부호.

주19. 《淮南子》.

전한(前漢)의 대표적 사상을 담은 것으로, 도가(道家) 계통의 서적이다.

주20. 원도훈, 숙진훈.

모두 도가철학을 기술했다.

주21. 兵略訓, 主術訓.

전술(戰術)과 법률이론 등을 설명했다.

주22. ~ 거북의 생활을 선망하고

《莊子》秋水.

주23. ~ 얘기가 실려 있다.

《莊子》外物.

권 44
(百家)

백가

백가(百家)는 춘추전국시대(春秋戰國時代)의 제자백가(諸子百家)를 가리키는 말이다.

교감기(校勘記)에 의하면 이 일편은 권 삼십이의 상박(尙博)의 내용과 대체로 중복되어 있기 때문에 삭제(削除)해야 된다고 한다. 일응 역출했다.

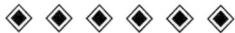

포박자가 말했다.

제자백가(諸子百家)의 글은 모두가 문장이 깨끗하고 예리하며, 그 내용 또한 장려(壯麗)하고 풍부한 것이라고만 생각할 수는 없다 할지라도, 어느 것이나 재주있는 선비가 심혈을 기울이고 한 사람의 완성된 인격(人格)으로 차분히 생각한 것들이다.[1]

정통(正統)의 경서(經書)는 도의의 바다라 할 것이다. 제자백가의 글은 그러한 바다를 향해 흘러가는 심도(深度)를 더해 가는 강물인 것이다. 양자의 관계를 비유해 본다면, 고개를 들어보면 서성(瑞星)이 해와 달, 그리고 많은 별들을 보좌하고 있는 것과 같고, 고개를 굽어보면 무성한 숲이 고산(高山)을 보조하고 있는 것과도 같다.

그럼에도 불구하고 세간의 학자들은 한 가지 경서(經書)에만 얽매여 우물 안 개구리처럼 대해(大海)의 존재를 망각하고 있다. 그대로 진흙 속에 다리를 빠뜨리고 어리석은 생각에서 벗어나서 진취하지 못한 채 끝나고 만다.

제자(諸子)의 글은 신비의 세계를 열고 그 속으로 우리를 인도하면서 끝없이 펼쳐진다. 심원(深遠)한 진리의 원천을 파악하고, 그것을 여지없이 전개(展開)해 보인다. 그 변화(變化)는 원이나 네모진 일정한 틀에 얽매이지 않고 사잇길로 들어가는 것 같지만, 그렇다고 정의(正義)에 어긋난 사도(邪道)에 빠지는 일은 없다.

그 풍격(風格)은 높고 엄하여 그것을 알아보기는 쉽지 않다. 그러므로 신(酸)것만을, 혹은 단것만을 좋아하는 사람은 그 진정한 맛을 알 수가 없다. 생각이 얕은 사람은 그 신비로운 의미를 확실히 알 수가 없다.

옛 사람들은 천재를 얻지 못함을 탄식하였다. 그러므로 모든 시대를 통하여 그 가치관은 별로 다를 것이 없었다. 판동(板桐)[2]의 고개에서 생산되는 옥덩어리(璞)가 아니라 하여 야광(夜光)의 보물을 버릴 수는 없으며, 주공(周公)이나 공자(孔子)가 지은 글이 아니라는 이유로 교화(敎化)에 이바지할 수 있는 말을 폐기하지는 않는다.

이것은 마치 물을 나르는 그릇은 각기 다르다 할지라도 불을 끈다는 목적은 같은 것이며, 침을 놓거나 뜸질을 하는 기술은 천차만별이지만 질병을 치료한다는 점에서는 동일한 것과 같다.

그러나 소견이 좁은 사람은 한 가지 일만을 고집(固執)하면서 "생각하는 범위가 넓으면 정밀(精密)한 사색이 혼란스러워진다."[3]고 말한다.

그러나 그들은 한 치, 한 주의 적은 무게라 할지라도 그것들이 모이면 산이나 언덕의 무게가 되고, 백이나 천이라는 숫자가 모여서 억조(億兆)의 많은 숫자가 된다는 것을 모르고 있다.

시(詩)나 부(賦) 등 번기로운 문장에 혼비하여 깊고 아름다운 제자(諸子)의 논문을 경시하고 있지만, 이야말로 진물(眞物)과 위물(僞物)을 전도하고 옥과 돌을 구별하지 못하는 것이다.

말하자면 천상의 신성한 음악을 음란한 민요(民謠)와 같은 것으로 보거나, 제왕이 입는 곤룡(袞龍)을 작업복 따위와 같은 것으로 착각하는 것이다. 슬프고 개탄할 일이 어찌 한 가지 뿐이랴.

■ 譯註

주1. ~ 것들이다.

원문은「夫澄思」인데, 夫자 아래에 글을 보충하여 그 앞의「才士所寄心」과 대응해서 이해할 수 있다.

주2. 板銅.

선인이 살고 있는 산.

주3. 생각하는 ~ 혼란스러워진다.

원문은「狹見之徒 區區執一. 去博辭精思」라 되어 있는데, 교어에「道藏」본에서는 師가 辭로 되어 있는 것을 구사본에 의해서 고쳤다 한다.

권 45
(文行)
문행

 이 편도 권 삼십이와 마찬가지로 상박(尙博篇)과 대체로 중복되어 있다. 그러므로 교감기는 이 편과 전 편인 백가(百家)와는 삭제하고, 권 사십구에 삼편이 있는 것을 따로 독립시켜서 오십편으로 재편성하는 것이 좋다고 한다.

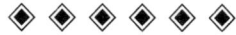

 어떤 사람이 말했다.
 덕행(德行)은 근본이고, 문장(文章)은 그 말절이다. 그러므로 공문(孔門)에서 행사는 사과(四科)의 순서도 역시 문학(文學)을 상위에 놓지 않았다.
 이렇게 본다면 종이 위에 쓴 글은 모두가 고인(古人)이 밝혀 놓은 비유에 지나지 않는다. 후에 전해지는 것들은 혼(魂)이 없는 빈 껍질에 불과하다. 이것으로도 어느 쪽이 높고 낮은가를 알 수 있을 것이다.[1]

포박자가 말했다.

물고기를 잡은 후에는 통발(筌)을 버려도 좋다. 그러나 아직 물고기를 잡기 전에는 그것을 버려서는 안 된다. 도(道)가 널리 보급된 후에는 문장을 버려도 좋다. 그러나 도가 아직 세상에 보급되기 전이라면 문장이 없어서는 안 된다.

문장의 의미 내용이 넓고 좁은 것이나, 수사(修師)나 비유(譬喩)의 굵고 가늘음이나, 뒷사람에게까지 미쳐질 영향의 길고 짧음이나, 함축(含蓄)이나 소양(素養)의 깊고 얕음의 차이 등은 그 상하의 거리가 하늘과 땅의 차이에 비유할 수가 없을 뿐만 아니라, 그 크기의 차이 또한 일월(日月)과 형화(螢火)의 차이보다도 훨씬 더 크다. 또 그 예리함의 차이는 용연(龍淵)과 같은 명검과 납으로 된 칼2)과의 차이보다도 크다. 경중(輕重)의 차이는 새의 깃털과 금괴(金塊)의 그것과 같다.

그럼에도 불구하고 세속의 선비들은 붓을 들고 글을 쓰는 사람이면 모두 같은 것으로 평가하려고 한다. 그러므로 백아(伯牙)는 친구인 종자기(鍾子期)가 죽은 후에는 두 번 다시 거문고를 키지 않았고, 영 고을의 명공(名工)은 자기의 기술을 이해해 주는 사람이 없게 되자 두 번 다시는 도끼를 들지 않았다.

대체로 대공(大工)은 얼마든지 있지만, 노반(魯班)이나 묵적(墨翟)만이 명인(名人)의 명예를 독차지하고 있다.

거문고를 타는 사람이야 수없이 많지만 기(蘷)와 사양(師襄)만이 명성을 날리고 있다. 마굿간에 말은 수천 마리가 되지만 기류(驥騮―명마)만 특별한 가치를 지녔다. 세상에는 미인이 수만이 있지만 남위(南威)나 서시(西施)만이 세상에 드문 미모를 칭찬받는다. 아마도 범인(凡人)보다는 훨씬 능가하는 점이 있을 것이다.

그리고 문장(文章)과 덕행(德行)과의 차이는 십 척과 일 장의 차이와 같은 것으로서, 덕행에 대하여 문장을 여기(餘技)라고 하는 예는 전대(前代)에도 들어본 일이 없다. 팔괘(八卦)는 하늘을 나는 매와 수리의 발자욱에서부터 고안되었으며, 십간(十干) 십이지(十二支)는 신비스러운 거북의 등에서 그 무늬를 보고 생각해낸 것이다. 무늬가 있으면 본래는 별로 보잘 것 없는 것이라도 귀중하게 보이기 마련이다.[3]

그리고 근본(根本)은 모두가 좋은 것이고,[4] 말절(末節)은 모두가 가치가 없는 것이라고 할 수는 없다.

예를 든다면, 비단 수의 근본은 민무늬의 옷감이며, 진주(眞珠)의 근본은 조개가 감싸고 있는 돌일 뿐이다. 구름과 비의 근원은 길이 사 촌의 바람이며, 강의 근원은 깊이 팔 촌의 물일 뿐이다. 이러한 논리로 말한다면 그대의 의논은 잘못되고 있다.

포박자가 또 말했다.

응룡(應龍)은 서서히 올라가도 순식간에 구름 위로 올라간다. 한혈마(汗血馬)는 천천히 걷는 것 같아도 숨 한 번 쉴 동안에 천 리를 내딛는다.

땅강아지와 개미는 용이 사다리도 없는데 높이까지 오르는 것을 보고 이상히 여기고, 노마(駑馬)는 한혈마가 모르는 사이에 자기를 스쳐가버린 것을 보고 놀라고 만다.

만약 어리석게도 시론(詩論)만 고집하고, 한 가지 경서(經書)에 매달려 공전을 거듭하며, 거대하고 이상한 작품들을 상식적인 판단으로 이해하려 하고 좁은 소견으로 크고 이상한 일들을 판단하려 하면, 어릴 적부터 늙어 죽을 때까지 걸려도 그 이치를 알 수가 없다.

그리고 세상 사람들은 옛것만 귀히 여기고 지금의 것들은 천하게 보려고 한다. 귀로 들은 것만을 소중하다 하고 눈으로 본 것은 소홀히 한다. 지금 바람이나 빛보다도 빠른 말이 있다 할지라도 옛날 백락(伯樂)이 몰던 말에 미치지 못한다고 한다. 성곽(城廓) 몇 개와도 맞바꿀 수 있는 야광의 옥(玉)이 있다 해도 옛날 초(楚)나라 화씨(和氏)의 옥을 따를 수 없다고 한다. 말을 베고 독수리를 가리키기만 해도, 움추려지는 명검이 있다 해도, 역시 구야(歐冶)가 만든 칼에는 비교가 안 된다고 한다. 기사회생(起死回生)의 명약이라 할지라도 옛날의 의화(醫和)나 편작(扁鵲)이 조제한 약에는 미치지 못한다고 한다. 아무리 범인과 달리 뛰어난 사람이 있다 할지라도 옛 명인에게는 도저히 미치지 못한다고 한다.

■ 譯註

주1. 알 수 있을 것이다.
원문은「是可譏也」로 되어 있지만, 尙朴篇에 따라 識으로 고쳤다.
주2. 납으로 된 칼
鉛刀. 원문은「鉛鋌」. 교어는 옛 사본에서는 鉛刀였다고 한다.
주3. 보잘 것 없는 것이라도 귀중하게 보인다.
원문은「雖且貴」. 교어는 雖아래에 탈문이 있을 거라고 한다. 尙博篇에서는「雖賤猶貴」라 되어 있으며, 雖 아래에 賤자를 보충했다.
주4. 근본은 모두가 좋은 것이고.
원문은「本不必便疏」인데, 疏자는 잘못이라 한다. 尙博篇에서는「本不必皆珍」.

권 46
(正郭)
정곽

　정곽(正郭)이란 곽림종(郭林宗)에 대한 평가를 바르게 한다는 말이다.

　세상이 어지럽고 도의(道義)가 쇠잔했던 후한(後漢)의 말기에 인기가 높은 사람이 있었다. 명성을 탐하는 청년들은 물론이고 고관대작이나 시골 백성들까지도 흠모의 대상이 되었던 사람이다. 그가 바로 곽림종(郭林宗)이었다. 후한서(後漢書)에는 곽태전(郭泰傳)으로 기록되어 있었다.

　세상이 혼란하고 나라가 평온치 못하면 백성의 심사는 흉흉하기 마련이다. 항상 심사가 편안치 못하기 때문에 백성들 중에는 극적인 인물이 출현하기를 바라는 것도 당연했다. 조정의 대신들은 하나같이 무능하여 도탄에 빠진 백성들을 구제하지 못하고, 젊은 청년들까지도 탁류에 휩쓸려 쓸데없는 공명에만 급급하던 시기에 곽태(郭泰)의 동분서주하는 모습은 얼핏 참다운 군자처럼 보였다. 그리하여 혜군 같은 이는 그를 가리켜 공자(孔子)에 버금한 아성(亞

聖)이라고까지 불렀다. 더욱이 곽태는 풍채가 좋고 사람을 빨리 읽을 수 있는 안목도 지니고 있었다.
　그러나 고래로 명실상부(名實相付)한 인물이란 그렇게 흔한 것이 아니다. 듣던 바대로 뛰어난 기량을 가진 것도 아닌가 하면, 소문에는 군자라 해도 막상 겪어보면 보잘 것 없는 졸장부에 불과한 경우가 흔히 있는 것이다. 그러므로 옛말에도 백문이 불여일견(百聞不如一見)이라 한 것이다. 더욱이 만나 보고 난 후에도 그의 진정한 인품이 어떤 것인지 알 수 없는 경우가 종종 있다. 이러한 경우 난세일수록 더욱 그렇다. 곽태의 경우가 바로 그렇다.
　포박자는 곽태의 행적은 그가 지니고 있는 약간의 장점 덕택으로 아성이라 불리게 된 것을 지적하고 있는 것이 본장의 내용이다.
　옛날이나 지금이나 인간의 선전(宣傳)이란 그 영향이 심대하다. 인간이 언어와 문자를 통해서 상대방을 이해할 수도 있지만 그것 때문에 진실이 그릇되이 알려지는 경우도 많다. 곽태는 자신의 명성을 날리기 위한 잔재주로 천하 명인이 되었다.
　그러나 역사는 결코 일시의 미혹을 그냥 넘기지는 않는 법, 그의 행각이 난세의 사회와 국가에 아무런 이익도 주지 못했다는 사실을 세월이란 스승은 교훈을 내린 것이다.
　즉, 조정의 대신들과 두터운 친분을 가졌으면서도 현자를 추거(推擧)한 일도 없으며, 조정에 임관하여 구국의 충정을 보인 일도 없고, 그렇다고 은자(隱者)로서의 청담(淸談)을 고수한 것도 아니었다. 정도에 어긋난 무리를 보고도 듣기 좋은 말만 지껄였던 것이다.
  본 편은 포박자의 예리한 판단으로 그의 진실한 모습을 파헤친 내용이다.

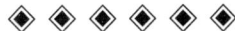

  포박자가 말했다.
  혜군의 말에,
  "태원군(太原郡-山西省)의 곽림종(郭林宗)¹⁾은 끝내 삼공(三公)²⁾의 초빙에 응하지 않았습니다. 그러나 그의 학문은 미치지 않은 곳이 없었고, 그의 명성은 선대(先代)에 존중되었습니다. 더우기 그의 사람됨을 분간할 수 있는 인목은 높이 평가되었습니다. '사람을 알아보는 것은 총명하다.'³⁾고 한즉 아성(亞聖)의 그릇이라 할 수 있으리라 봅니다. 후한(後漢)의 세상이 쇠퇴해 가자 허겁지겁 자리가 따뜻해질 틈도 없이 동분서주(東奔西走)했지만, 그것도 세상의 어지러움을 바로잡고 옳바른 도를 행하려는 심정에서였습니다. 이는 공자(孔子)와 버금하리라 봅니다."
  나는 대답했다.
  무릇 지혜있는 자와 그렇지 못한 자와의 구별은 한마디로 알 수 있다. 말을 신중하게 하지 않으면 옥이 이지러지는 것과 같아서 되돌릴 수는 없다. 사견(私見)으로는 아성이라는 평가(評價)는 경솔하게 허용될 수 없는 것이다. 이른바 아성이라는 것은 반드시 성인(聖人)의 장점을 두루 갖추고, 세상에서 걸출한 사람이라 불리는 사람, 저 주공(周

公)이나 공자(孔子)와 비교한다 해도 조금도 손색이 없다고 할 수 있는 그러한 사람이 아니면 안 된다. 곽림종 등은 아무래도 그만한 인격이 못된다.

곽림종은 확실히 뛰어난, 머리가 명석한 사람이다. 보통 사람에 비하면 칭찬할 만한 점이 매우 많다. 그러나 성인의 경지에까지 끌어올리기에는 실로 관록이 부족하다.

그 사람은 능숙한 변설을 가졌을 뿐 아니라 풍채도 좋다. 그 위에 실제의 역량 이상으로 자기를 추켜세우고, 세상 사람들로 하여금 떠받들도록 하는 데는 특별한 재주가 있다. 게다가 호사가(好事家)들과 어울리면서 그 명성을 사방에 날린다. 그 덕택에 난세의 사람들에게는 흠모의 대상이 되고, 또 그들의 귀감이 되었다. 그러나 그것은 그의 실질을 잘 모르는, 진실을 추구하지 않는 사람들로부터 칭찬을 받았을 뿐이다. 그 결과 어쩌다 곽림종이 한마디라도 칭찬을 한다면 그것은 천금보다 더 중히 여긴다.

곽림종이 들리는 집이면 현자나 우자나 할 것 없이 모두가 활기를 띤다. 그 상대방을 향해 용이나 봉황이 하강한 것 같은 인물이라던가, 또는 세상에 드문 인물이 출현했다고 말한다. 또 말을 한마디 하면 그것은 곧 법이며, 그의 발자욱은 곧 귀감이 된다. 이는 능란하게 북을 쳐서 명성을 높이려는 사람은 될지 모르나, 진정한 은자(隱者)라고 할 수는 없는 일이다.

아마도 곽림종으로서는 조정에 사관(仕官)하려 한다면 세상은 이미 크게 혼란이 일어난다. 몸을 숨기려 한다면 번민하며 이를 참을 수 없다. 또 고위(高位)에 취임하려 하면 재난을 당하고 말 것이다. 단호히 결심하고 초야에 묻히려 하면 마음이 편치 않다. 그리하여 주저하면서 결심도 못한 채 세상에 들락날락하는 것이다. 그것을 속인들은 그의 화려한 명성만을 흠모하면서 그 실질을 조사하려고도 하지 않았다. 그의 풍채만을 좋아하면서 정신을 알아보려고는 하지 않는다.

그러므로 그가 비를 맞아서 두건(頭巾) 한쪽이 찢어진 것까지도 유행(流行)이 되는 판국이다(林宗巾라고 한다). 그 누구도 그의 단점을 깨닫지 못한다. 만사가 그런 식이다. 속인들이 명사(名士)의 뒤를 쫓는 것이 그 이상 심할 수가 없다. 그러므로 상대에게 결점이 있다 할지라도 누구도 그것을 지적하려고 하지 않는다. 확실히 그의 박학(博學)함과 사람을 보는 안목은 뛰어난 데가 있다. 그러나 평판(評判)이 그 실질보다 높다는 것도 부정할 수가 없다. 그런데다 스스로의 정도를 생각지도 못한다.

어떤 사람이 그에게 벼슬에 오를 것을 권한 일이 있다. 곽림종이 대답했다.

"나는 낮에는 세간의 일을 살피고, 밤이면 천문(天文)을 보고 점을 치는데, 하늘이 기울어지는 것을 지지할 수는 없다. 지금의 운세(運勢)는 대체로 명이(明夷)의 괘(태양이 이지러져서 땅 속에 있는 형태의 괘)에 해당하며, 그것도 '잠자는 용(龍), 움직이지 말라'⁴⁾고 하는 입장이다. 결국 그 형세를 자세히 살펴서 지하에 잠복할 시기로서, 하늘에 승천한 용처럼 고위(高位)에 앉을 때가 아니다. 예를 들어 안전한 육지에 있다 하더라도 창해가 범람하면 나는 익사할 수밖에 없다. 하물며 폭풍을 무릅쓰고 물결을 타는 일이야 생각조차 할 수 없다. 이렇게 본다면 차라리 산 속에서 즐겁게 살면서 옛날의 팽조[6]와 노자[5]의 도를 즐기고, 우유자적하면서 일생을 보내는 것이 좋다."

곽림종의 말로 판단해 보건대, 확실히 그 한조(漢朝)가 이미 구제할 수 없는 것과 구제하려 한다 해도 자신의 힘이 미치지 못할 것을 깨닫고 있는 것이다. 그렇다면 당연히 상산(商山)[7]에 오르고, 혹은 오호(五湖)[8]에 배를 띄우며, 기산(箕山) 준령의 소보(巢父)[9]를 추모하거나, 창랑(滄浪)의 물결에 어부(漁父)[10]를 찾아야 할 것이다. 만약 산중의 은인(隱人)들과 어울리고 홀로 세상을 떠나서 살아갈 수 없다고 하면, 적어도 눈에 띄지 않게 그 빛을 깊이 감추고, 재주를 감싸며 입을 봉하고 살아가야만 될 것이다.

그런데도 그는 자리가 따뜻해질 틈도 없이 동분서주하면서 공자나 묵자가 서둘러 천하를 유랑하던 것을 본받으려 했다. 세상 일을 염려하여 사방의 여러 나라들을 섭렵한 성인이라 해도 은자들로부터는 비난을 받는다.[11]

하물며 곽림종은 시대를 개혁할 만한 재능도 없고, 보통 사람보다 뛰어난 기량도 못된다. 비록 세상에 나선다고는 해도 조정을 안태롭게 하고, 백성을 다스리며 풍속을 개량할 수도 없다. 집에 있다 하더라도 붓을 휘둘러 경전을 저술하는 일도 없다. 헛되이 자랑만 하고 있지만, 그것도 이미 정도를 넘고 있다. 혁혁한 명성을 얻고 생활도 풍족하다. 그러나 결국 정치가로서 세상을 다스리기에는 부족하고 은둔자로서 저술을 남긴 일도 없다. 나라가 기울어지고 세상이 어지러운 것을 보면서 얼음과 같은 절조(節操)를 지키는 것도 아니고, 바람에 흔들리는 풀처럼 시류에 쫓을 뿐이다. 이래가지고는 범인과 다를 것이 없다.

아무런 이유도 없이 파도 사이를 뜨기도 하고 가라앉기도 하며, 티끌 속을 악착같이 누비면서 사람들을 만나고, 경도(京都)를 유람하면서 많은 귀족들과 교제한다. 수레바퀴는 닳아 없어지고, 젓가락은 버려야 된다. 편히 앉아 있을 여가도 없다. 그 결과로 빛나는 명성은 세상에 진동하고, 시골 사람들도 그를 흠모하지 않는 이가 없다. 문 앞 공터에는 붉은 색의 마차가 줄지어 섰고, 방 안에는 붉은 인끈을 맨 손님(諸侯와 王族)들이 함께 자리했다. 역전(驛傳)의 마차는 앞길을 메꾸있고, 선물을 싣고 온 수레들이 즐비하다.

이러한 정경은 참으로 유협(遊俠)의 무리라고 할 만한 것으로, 결코 은둔자(隱遁者)라고는 말할 수 없다. 태평한 치세에도 이런 정도의 호사라면 고결한 인물과 함께 할 수 없으며, 풀이 무성한 언덕 위에 살아가는 명사(名士)라고는 하지 않는다. 하물며 위험한 난세(亂世)에 이와 같은 행동은 의리(義理)도 없을 뿐만 아니라 별로 칭찬할 것도 없다. 시운(時運)이 좋고 나쁜 일에도 어둡고, 자기 능력의 한계도 모르는 자라고 하지 않을 수 없다. 무욕침묵(無慾沈默)의 대도(大道)에 어긋나면서 아무것도 한 것이 없이 끝난 것이다. 그러고서도 화를 면할 수 있었던 것은 행운이다.

이러한 곽림종을 가리켜 세상을 우려하고 나라를 생각하는 사람이라 부르고, 공자와 버금한 것으로 보는 것은 마치 절름발이 둔마가 천리마의 명마를 뒤쫓고, 굴뚝새가 백조를 넘보고, 초명(焦冥)을 붕새에 비교하며, 새앙쥐나 족제비 따위를 코끼리에 비유하려는 것과도 같은 것이다.

이렇게 본다면 곽림종은 속세의 잔재주는 있다고 하겠으나, 그 견고한 실질은 없는 사람이라 할 것이다. 눈치가 빨라서 중용될 만도 하지만, 풍채가 좋으면서도 속이 텅 비어 있다. 게다가 명예욕에 급급하여 타인에 대한 말과 행동이 자만스럽다. 입으로는 욕심이 없는 은둔자처럼 자칭하고 있지만, 내심은 명리(名利)에 목적이 있다. 아무래도 곤륜(崑崙)의 꼭대기에 살고 있는 봉황(鳳凰)이나[12] 깊은 연못 속에 잠복한 용(龍)에 비교할 수는 없다.

자신을 팔려고 하는 것은 젊은 남녀에게 있어서도 부끄러운 일이다. 옳지 못함을 알고 있으면서 그 부끄러운 행위를 본따고 흉내내고 있다. 이 사람의 어디에 '아성(亞聖)'의 기량이 있단 말인가!

곽림종은 사람을 알아보는 눈이 있다고 하지만, 사람을 알아본다는 것은 요(堯)나 순(舜)까지도 어려운 것이며, 공자(孔子)까지도 자기는 도저히 할 수 없는 것이라고 말할 정도이다.[13] 해나 달과도 같은 밝은 눈과 사물의 처음과 끝을 꿰뚫어볼 수 있는 견식(見識)을 두루 갖춘 성인(聖人)까지도 때로는 잘못 보는 경우가 있어서, 언제나 적중한다고는 할 수가 없다. 하물며 곽림종이 반딧불 정도의 밝은 눈으로 본 것은 맞지 않거나 또는 반밖에는 알 수 없는 경우가 적지 않을 것이다. 그러한 것을 그처럼 예리한 것이라고 말하는 것은 생전에 이미 고명한 터에 사후에도 미담

(美談)이 성대히 전해졌기 때문이다. 그러므로 있었던 예만
은 세간에서 함께 전해지고, 없었던 예는 아무도 아는 이
가 없는 그대로였을 것이다.
 곽림종은 초야(草野)에 묻힌 이름없는 선비를 발탁하고,
산 속에 묻혀 사람들에게 알려지지 않은 재능을 발탁했지
만, 포숙(包叔)이 관중(管仲)[14]을 추천하고, 안영이 사마양
저[15]를 발탁한 것처럼 조정에 충신을 천거하고, 국경에 맹
장을 파견하며, 위험 속에서도 망국(亡國)의 징후를 없애기
위해서 앞을 다투어 머리를 쳐드는 역신(逆臣)의 야망을 분
쇄하지는 못했다.
 곽림종은 조정에서도 명성이 높았고, 당시의 사람들에게
존경을 받았다. 삼공 구경(三公九卿)과 귀족들은 그를 흠모
하고 존중하지 않는 이가 없었다. 그러므로 재능있는 선비
를 발탁할 만한 힘과 불우한 선비를 천거할 만한 발언권
(發言權)도 인정되었다. 그럼에도 불구하고 경도(京都)에
있으면서 양생(養生)을 빙자하여 빈객을 초빙할 뿐, 국가의
위란을 구하기 위해 인재를 파견할 것을 건의한 일이 없다.
 다만 사람을 보는 안목(眼目)이 있기만 하고 추거(推擧)
하는 일이 없다면, 이는 비옥한 토지가 좋은 밭인줄 알면
서도 그것을 갈아서 곡물의 씨를 뿌리지 않는 것과도 같은
것으로, 그래가지고는 언제까지나 쌀을 먹을 수가 없다.
또 곧은 나무가 대들보나 기둥에 적당한 것을 알고 있으면
서 이를 베어서 집을 짓지 않는 것으로, 이렇게 하여서는
언제까지나 밖에서 잠을 자지 않을 수 없다.
 곽림종이 삼공(三公)의 초빙을 거절한 것은 참으로 기개

높은 절조(節操)라 할 수 있다. 그러나 사방으로 유랑했다는 것은 곽림종의 결점이다.

혜군은 또 이렇게 말했다.
"곽림종(郭林宗)은 생전에는 일세의 모범이 되었고, 사후에는 그 방명(芳名)이 널리 퍼졌습니다. 대유자(大儒者)나 준재(俊才)라 하더라도 그 결점을 말한 사람이 없습니다. 선생만이 그의 흠을 말하고 있습니다. 그렇다면 후세인들로부터 비웃음을 사지 않겠습니까?"
포박자가 대답했다.
어찌 그런 일이 있겠는가! 만약 나의 말이 맞는다고 하면 후세의 비판에 맡길 것이다. 후세에 나를 이해하는 사람이 있다면, 찬성하는 사람은 그 수가 아무리 적다 해도 좋으리라. 그리고 전대의 현인으로 곽림종을 비판하는 사람도 많다. 그를 과찬하고 있는 것은 황군(皇君) 정도의 사람이다. 그러므로 태부(太傅)인 제갈원손(諸葛元遜)[16] [17]씨도 역시 말하기를,
"곽림종은 은자(隱者)라 해도 은자로서의 절조를 닦은 일이 없고, 세간에 나와도 당시의 정치에 대하여 아무런 역할도 하지 못했다. 실로 자신의 명예나 평판만을 높이려 했을 뿐이다. 길모퉁이에 서서 방담을 할 정도로, 무슨 웅변(雄辯)인 양 과장하고 윗사람의 정도(政道)를 헐뜯음으로서, 고고(孤高)한 척했을 뿐이다. 그러한 그를 당시의 사람들이 칭찬한 것이지만, 그것은 마치 옛날 곽해(郭解)나 원

섭(原涉)[18] 등이 당시의 사람들에게 인기가 있었던 것이나 다를 바 없다. 허명(虛名)만 듣고 그 명성을 흠모하는 젊은 이들은 그가 성왕(聖王)의 가르침을 생각지 못하고 선현(先賢)들의 행동을 논하고 있음을 아직 생각하지 못하였다. 다만 그들은 호화로운 명성에 미혹되고 모두가 다투어 이를 모범으로 삼으려 했다.

곽림종을 흉내내고자 하는 사람은 조금도 그가 틀린 것이 없다고 생각하며, 곽림종의 소문이라면 귀에 넘칠 정도였다. 중간 정도의 사람도 그것을 깨닫지 못하거늘, 하물며 지혜가 아직 부족한 소년들이야 어찌 알 수가 있겠는가!"

고영능군(故零陵郡-湖南省) 태수인 은백서(殷伯緒)[19]는 재주가 많은 이로, 정직한 의논을 하는 사람이었다. 그 사람도 다음과 같이 말했다.

"곽림종은 도성에 들어가서는 장군이나 재상들과 교제하고 밖으로 나와서는 사방의 여러 나라들을 주유하며, 민간에서의 의논은 대중을 선동하고, 조정에서도 행하지 않는 인물 평가를 거리낌없이 행했다. 그가 좋다고 한마디만 하면 그 인물의 가치는 홀연히 폭등하고, 전혀 딴 사람으로 변해버린다. 또 나쁘다고 한마디하면 그 사람은 갑자기 최하층으로 폭락하여 남과의 교제도 할 수 없게 된다.[20] 그는 난세를 만나 은둔하고, 빛나는 재능을 감추며 산다고 하지만, 그 실은 속세를 멀리 떠난 자가 못된다.

군자가 도(道)를 실천하려 할 때는 군주의 과실을 교정하고 풍속을 바르게 고치기 위해서이다. 당시의 군주는 교정한 일도 없고, 풍속 또한 고친 것이 없다. 곽림종은 귀족들 사이를 휘젖고 다니면서 민간에서 헛된 의논이나 했을 뿐, 추호도 세상의 도의가 퇴폐함을 구제하거나, 백성들의 고통을 구하는 데 도움이 되지 못했다."

또 고 중서시량(中書侍郎-천자의 비서관)이었던 주공원(周恭遠)[21] 선생은 매우 명성이 높은 유학자였다. 이 분도 다음과 같이 말하였다.

"대체로 태평한 세상에 정치를 하는 사람은 도(道)를 즐기는 자이다. 난세를 만나 이를 구제하는 사람은 도(道)를 염려하는 자이다. 세상의 어지러움이 구제할 수 없을 정도가 되어 이를 피하는 것은 도를 지키는 자이다.

순(舜)[22]은 도를 즐긴 사람, 공자(孔子)는 도를 우려한 사람, 미자(微子)[23]는 도를 지킨 사람이다.

후한(後漢)의 세상이 기울어질 무렵 세간에서는 다투어 도당을 만들었다. 곽림종으로서는 당연히 의분을 발하여 사심없이 동지들을 구하고, 동시에 풍속을 교정했어야만 했다. 그럼에도 불구하고 곽림종은 부지런히 설치고 다닌 끝에 도당(徒黨)의 수령(首領)이 되었다. 이것은 세상을 구하려는 적당한 방법이 되지 못한다.

당시, 환관(宦官)들이 세력을 장악하고는 있었지만, 그들 자신도 축생(畜生)처럼 비천한 신분인 것을 자각하고 있었다. 진번(陳蕃)과 두무(竇武)[24]의 무리들은 혹은 삼공(三公), 또는 지방 장관의 높은 지위에 있으면서도 곽림종을 존경하였고, 곽림종은 말을 신봉하여 그의 평가에 따라서 관리의 인사를 단행하기도 했다. 때문에 국가의 위급함과 풍속을 고치는 일도 점차 곽림종에게 기대하게 되었다.

그러나 곽림종은 실천력(實踐力)이 강한 선비를 추천한 일조차 없었다. 결국 티끌만큼도 국가에 이익이 되는 일이 없었던 것이다. 나라의 형벌을 피하면서 관직에 오르지 않는 자를 보면 이를 소보(巢父)나 허유(許由)에 비유하고, 관직을 버리고 손님을 맞이하는 사람을 보면 이를 주공(周公)[25]에 비하고, 무리들을 기르고 부역을 피하는 사람들을 보고 공자(孔子)[26]와 같다고 하며, 부모를 버리고 호족(豪族)에게 얹혀 사는 사람을 자유(子游)[27]나 자하(子夏)[28]처럼 비유하였다. 그 때문에 세상 사람들은 허명(許名)에 현혹되어 그 실질을 깨닫지 못하였으며, 따라서 천하는 점점 혼란 속으로 빠져들고 말았다.

  만약 곽림종이 그러한 사람들을 몰랐다고 하면, 그는 총명한 사람이라고 할 수는 없다. 만약 그가 잘못된 것을 알고도 고치지 않았다고 하면, 곽림종은 도를 걱정한 사람이라고 할 수 없다.

  옛날 전국시대의 사호(四豪)[29]는 선비를 우대했다는 점에서 주공과 비슷했지만, 보잘 것 없는 선비들만 모아들였다는 점에서 주공이 될 수는 없었다. 이제 곽림종은 천하를 돌아다니며 제자를 모았다는 점에서는 마치 공자와도 같았지만, 세상에 덕이 되는 제자를 배출하지 못했다는 점에서 공자와 같은 성인은 될 수 없는 것이다."

  그러자 질문을 했던 사람은 한숨을 내쉬면서 말했다.

  "그렇게 생각해 보면 이 사람은 난세(亂世)를 피하려는 무리일 뿐, 결코 고결한 은자라고는 할 수 없겠습니다."

■ 譯註

주1. 郭林宗.
이름은 泰(태). 128-169.《後漢書》에 郭泰傳이 있다.

주2. 三公.
司馬, 司徒, 司空. 오늘의 국무총리격.

주3. 사람을 알아보는 것은 총명하다.
《書經》皐陶謨.

주4. 잠자는 용, 움직이지 말라.
《易》乾初九.

주5. 彭祖.
요(堯)시대로부터 은(殷)까지 칠백 세를 살았다고 한다.

주6. 老子.
노자는 장수했다.

주7. 商山.
섬서성(陝西省) 상락현(上洛縣)에 있는 산. 진(秦)의 난리를 피하여 네 노인이 은거했다.

주8. 五湖.
월(越)의 범려가 성공한 후 상인으로서 왕래했다는 다섯 개의 호수.

주9. 巢父.
은자. 허유(許由)가 요(堯)로부터 천하를 이양하겠다는 말을 듣고 강물에 귀를 씻었는데, 巢父는 소에게도 그 물을 못 마시게 했다.

주10. ~ 漁夫.

굴원(屈原)이 조정에 수용되지 않아 고민하는 것을 보고 웃으며, 창랑의 물이 맑으면 관끈을 빨고, 물이 탁하면 발을 씻으면 된다고 노래했다(《楚辭》漁夫).

주11. ~ 비난을 받는다.

공자가 초광접여(楚狂接輿)·하조장인(荷篠丈人) 등에 비웃음을 산 일은《論語》에 보인다.

주12. 아무래도 ~ 봉황이나.

원문은「未得□玄圃之棲禽九淵之潛靈也」. 공백은 比나 擬의 의미가 있는 자일 것이다.

주13. ~ 말할 정도이다.

《論語》憲問.

주14. 包叔·管仲.

제(齊)의 환공(桓公)을 보필하여 패업(覇業)을 이루게 한 명신들.

주15. 안영, 사마양저.

제(齊)의 명장이 되었다.

주16. 諸葛元遜.

藏本에는 諸葛公元遜이라고 경칭이 있는데, 교어는 옛 사본에 따라서 公을 삭제했다.

주17.

諸葛恪의 자(字). 오(吳)나라의 충신이었으나 손준(孫峻)에게 살해되었다.

주18. 郭解·原涉.

두 사람은 모두 한대(漢代)의 협객.

주19. 殷伯緖.

오(吳)의 은찰(殷札)

주20. ~ 교제도 할 수 없게 된다.

교제도 할 수 없게 된다. 그 뒤의 원문은 「□其名賢」이라 하는데, 뜻이 통하지 않는다. 한 자가 아니고 몇 자의 탈문이 있을 것이다.

주21. 周恭遠.

오(吳)나라 사람. 이름은 소(昭).

주22. 舜.

요(堯)의 사위로서, 보좌했다.

주23. 微子.

주왕(紂王)의 서형. 목정을 간했으나 듣지 않으므로 나라를 떠나고 말았다.

주24. 陳蕃·竇武.

두 사람은 당시의 환관에게 저항하다가 결국 살해되었다.

주25. 周公.

식사나 머리를 감다가도 급히 손님을 맞이했다.

주26. 孔子.

많은 제자를 거느리고 천하를 두루 다녔다.

주27. 子遊.

공자의 제자. 노(魯)에 사관했다.

주28. 子夏.

공자의 제자. 위문후(魏文侯)의 스승이 되었다.

주29. 戰國四豪.

전국시대 네 호걸. 맹상군(孟嘗君), 평원군(平原君), 신능군(信陵君), 춘신군(春申君).

권 47
(彈禰)
탄이

 탄이(彈禰)는 이형(禰衡)을 탄핵(彈劾)한다는 뜻이다.
 후한(後漢) 말에 이형이라고 하는 젊은 선비가 있었다. 그는 남들처럼 출세하려는 생각이 있었고, 특히 기억력의 두뇌는 상질에 속하는 편이었다. 가히 천재(天才)라 칭할 만한 청년이었다.
 고래로 재사(才士)는 흔히 약점이 있는 경우가 있다. 남보다 재주 있는 사람은 남을 깔보는 성질이 있을 뿐만 아니라 하위에 있을 때는 지조가 약하다는 평을 듣기가 일쑤이다. 사람이 실력(實力)을 갖추고 수양을 기르면 어떤 경우를 당한다 해도 아첨하거나 겁을 내는 일이 없을 것이다. 그러므로 재능과 수양을 겸한 인물이란 좀처럼 보기드문 것이 세상이다.
 이형은 뛰어난 재질을 가지고 있었으나, 그는 너무 교만하였다. 교만하면 남들로부터 시기를 받게 되며, 교만이 방종(放縱)으로 발전하면 많은 사람들로부터 원한이나 원망을 사기 마련이다. 때문에 이형은 공융(孔融)의 높은 덕에 힘입어 관위에 추거되었지만 결국 추방되었고, 유표(劉表)나 장군 황조(黃祖)에게도 처음에는 대우를 받았지만, 그의 고질적인 교만과 방종 때문에 결국 스물여섯의 꽃다운 나이에 세상에 한을 남기고 말았다.

본 편은 재사(才士)에 대한 경고를 논한 것이다. 그러므로 명(明)과 인(仁)을 함께 갖춘 자만이 출세할 수 있다.

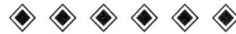

포박자가 말했다.

한(漢)나라 말에 이형이란 사람이 있었다(173~198). 그가 23세 때의 일이다. 공융(孔融 153~208)¹⁾은 나이가 오십이 지났고 그 신분은 구경(九卿)의 대열에 올라 있는데다, 문명(文名) 또한 당대 제일로 꼽히고 있어, 만인들로부터 칭송을 받고 있는 터였다. 그 명성이나 관위로 본다면 이형과도 비교도 안 되는 몸이었는데, 아무런 관직도 없는 이형과 벗이 되었고, 이형을 한조(漢朝)에 추천하게 되었다. 관리로 등용하여 상서랑(尙書郎)²⁾에 제수하려는 것이었다.

공융의 추천문은 다음과 같다.

「명산(名山)의 신령이 감동하여 비상한 인재가 탄생했습니다.³⁾ 이 사람은 무엇이든 한번 보기만 하면 암송할 수 있을 뿐만 아니라, 한번 들은 것은 결코 잊어버리지 않습니다. 나면서부터 천도(天道)에 합치하였고, 신과 같은 지혜를 지니고 있습니다.」

공융은 이처럼 마음 속으로 감동하고 있었던 것이다.

이형은 허(許) 지방[4]을 유람하고 있었는데, 공경(公卿)이나 명사(名士)가 아닌 사람에 대해서는 전연 관명을 부르지 않았다. 모두 본명을 넣어서 '아모(阿某)'[5]라고 부른다. 혹은 성을 불러 '모아(某兒)'[6]라고 한다. 공융을 '대아(大兒)'라 부르고, 양수(楊脩)[7]를 '소아(小兒)'라고 불렀다.

이형의 말에 의하면, 두 사람 외에 순욱(筍彧)[8] 정도는 말 상대가 되겠지만, 그 이하의 사람들은 모두가 나무나 흙으로 만든 인형(人形)으로, 사람을 닮았지만 인간다운 피가 통하지 않으며, 술을 담은 항아리나 밥을 담은 주발 정도밖에는 안 된다고 한다.

어느 날 백관(百官)이 모인 연회기 벌어졌다. 형(衡)도 그 자리에 참석했는데, 돌연 눈쌀을 찌푸리면서 슬픈 듯 개탄하였다.

어떤 사람이 나무라듯이 말했다.

"영웅 호걸들이 즐겁게 술을 마시는 자리에서 탄식을 하다니, 불손하지 않는가."

형(衡)은 곁눈질로 그 자리에 동석한 사람들을 쭉 훑어보고는 대답했다.

"이와 같이 시체와 관통(棺桶)만이 늘어서 있는 자리에 어진 마음을 가진 사람이 어찌 슬프지 아니하리오?"

조공(曹公-조조)도 이를 갈면서 형(衡)을 살해하려고 한 때가 있다. 그러나 법적으로 생각할 때 사형(死刑)에 처할 만한 죄를 지은 것도 아닌데다, 젊은 학자를 살해했다는 평판이 나돌면 역시 곤란한 일이었다. 그리하여 태고(太鼓)

를 치는 관리로 좌천시켰다. 그러나 형은 전혀 후회하는
빛도, 부끄러워하는 얼굴도 아니었다.
  한번은 뿔피리를 기둥에 메달고 입으로 불었다. 그러자
다른 음색이 나왔다. 흔들리는 북을 돌려가면서 태고를 친
다. 그 소리를 들으면 혼자서 북을 치고 있다고는 도저히
생각할 수 없었다. 그것도 의논이 분분하고 과격하여 스스
로를 걱정하지 않을 수 없었다.
  그 후 이형은 도주하여 형주(荊州)의 목사(牧使)인 유표
(劉表)에게 몸을 맡기었다. 유표는 오(吳)의 손권(遜權)에게
서한을 보내어 조조(曺操)를 토벌하려고 생각했다. 당시의
손권은 이미 강동(江東)⁹⁾의 전토를 점령하였고, 갑주의 병
사만도 백만이었다.
  유표는 그와 손을 잡고 위(魏)에 대항할 생각이었다. 그
리하여 여러 문사(文士)들에게 서한의 초고를 작성케 했지
만, 그들이 애쓴 보람도 없어 문장은 한결같이 유표의 마
음에 들지 않았다. 유표는 그것을 이형에게 보였다. 이형
은 초고를 훑어보면서 이렇게 말했다.
  "손권의 좌우 측근인 무사들에게 보이는 것이라면 이것
으로 족하다 할 것입니다. 그러나 만약 장자포(張子布)¹⁰⁾에
게 이 글을 보인다면 아마도 큰 창피를 당할 것입니다."
  그리고는 그 자리에서 초고(草稿)들을 북북 찢어서 땅에
버렸다. 그런 행동을 보고 있던 유표는 갑자기 안색을 변
하면서 이형에게 말했다.
  "전혀 새로 고쳐 써야만 하는 것이오?"
  유표는 그 초고들이 애석하다고 생각한 것이다.

이형은 종이와 붓을 가져오게 하고, 곧 다시 써내려갔다. 작성된 초고는 모두가 열 통이었다. 이형은 한번 훑어본 것 뿐인데, 이미 그 모두를 암기해버린 것이다. 다 쓰고 나서는 그것을 유표에게 주었다. 유표는 그것을 받아서 초고를 썼던 사람들에게 돌려주었다. 그 중에는 청서(淸書)를 쓰기 전에 하서(下書)를 남긴 사람도 있었다. 이형이 쓴 글과 비교해 보니 글자 한 자도 틀린 곳이 없었다. 그제서야 모두 놀라고 말았다. 그리하여 유표는 이형에게 다시 초고를 부탁했다. 이형은 즉석에서 작성했지만 손 한 번 쉬지 않고 단숨에 내려 갈겼다. 유표는 그의 문장이 마음에 들어서, 그 길로 사신을 보냈다.

이형의 오만한 행동은 점점 심해갔다. 형주(荊州) 사람들은 모두 그를 미워했고, 관리 중에서는 앙심까지 품은 자도 있었다. 유표는 더 이상은 참을 수 없다 하여 그를 살해하고자 했다. 이를 보고 한 사람이 말했다.

"조공(曹公)은 가혹하다 하여 평판이 좋지 않습니다. 그런데도 참았습니다. 이형은 아직 나이가 젊기 때문에 허명만 높을 뿐입니다. 만약 여기서 그를 살해한다고 하면 천하의 낭인(浪人)들도 이 땅에 발을 디딜 자가 없어질 것입니다."

유표는 그 길로 이형을 추방했다. 이형은 하구(夏口―漢口)로 가서 장군 황조(黃祖)에게 의탁하게 되었다. 황조는 그를 상객으로 맞이했다.

어느 날 이형은 황조의 장남인 황야(黃射)와 함께 외출했다가 우연히 남의 묘(墓) 앞을 지나치게 되었다. 두 사람은 잠시 묘 앞에 서서 묘비명(墓碑銘)을 읽은 다음 길을 떠났다. 한참 후에 황야가 말했다.
"아까 보았던 비문은 명문이었오. 문구를 베꼈어야 했는데, 유감입니다."
이형이 말했다.
"당신은 묘주의 이름만 기억하겠지만, 나는 한 번밖에 읽지 않았어도 그 문구까지 다 기억했오."
그리고는 황야를 위해서 그 문장을 써주었다. 비문의 마지막 한 자가 떨어져 나간 부분이 있어, 그것만은 확실치 않았다. 이형은 그 글자를 반만 쓰고는 이렇게 말했다.
"여기는 이 자가 쓰여져 있었던 것 같지만, 확실하지 않습니다."
황야(黃射)는 조사해 보고[11] 과연 그렇다고 했다.
이형은 남을 경시하는 행동을 했지만, 남몰래 출세하기를 바라고 있었다. 때문에 시골 구석에 은거하지 못하고 귀족사회의 이곳 저곳을 누비고 다니는 것이다. 그러나 그의 방자한 행동은 남의 눈에 들지 않았다. 그럼에도 불구하고 아직도 미혹하여 그것을 깨닫지 못하고 있다. 그러므로 입만 열면 미움을 사고, 한 발자욱만 내딛어도 함정이 기다린다. 이와 같은 태도로 어찌 세간에서 받아들일 수가 있으며, 편안히 죽을 수가 있겠는가? 이것은 마치 올빼미와 여우의 우는 소리가 불길하다 하여 사람들이 꺼리는 것을 그 목소리를 바꾸지 않고는 아무리 주거(住居)를 옮겨 보아야 소용 없는 것과도 같은 것이다.[12]
허도(許都)라는 곳은 인물이 모여드는 곳이다. 공융(孔融)

은 그곳의 수령이었다. 이러한 공융의 보호 아래에서 지낸다면 그 이상 좋은 곳은 없다. 이러한 곳에 정착하지 못한다고 하면 다른 곳이야 찾아가나마나 한 것이다. 죽을 수밖에 없는 병이라면 유부(兪附)[13]나 편작(扁鵲)[14]이라 할지라도 어찌 할 수 없으며, 시든 나무와 납 뭉치로야 공수반(空輸班)[15] [16]이나 구야(歐冶)[17]라 해도 작품을 만들 수 없는 것과 같다. 그런데도 이형은 형주(荊州)로 달아났고, 마침내 더없는 재난을 당하고 말았다.[18] 이것이야말로 이형이 앞일을 내다볼 줄 몰랐다는 증거이다. 생각컨대 이형은 출세하기를 바랬지만, 출세할 만한 인물이 되지 못한 것이다. 결코 출세할 만한 능력은 있었지만, 불행히 출세할 수 없었던 것이 결코 아니다.

　아─, 재사(才士)는 주의해야 한다.

　혜군이 말했다.

　저는 이형의 허명에 눈이 멀었습니다. 선생의 말씀하신 것은 이형의 결점을 정확히 포착한 것입니다. 이제야 가르침을 받고 눈을 뜨게 되었습니다. 정말로 공평하신 의견에 고개를 숙입니다.

■ 譯註

주1. 孔融.
후한 사람. 자는 문거(文擧)라 함.

주2. 尙書郞.
행정을 담당하고 있는 상서성의 관리시보.

주3. ～ 탄생했습니다.
《詩經》菘高에 윤길보(尹吉甫)와 신백(申伯)이 산의 정령(精靈)을 타고 태어났다는 기록이 있다.

주4. 許(지방).
하남성 허창현(河南省 許昌縣). 조조(曹操)가 헌제(獻帝)를 맞이하여 수도로 한 곳이다.

주5. 阿某.
阿는 아이들을 부를 때의 접두어. 某에 본명을 넣어 부른다. 당시 타인을 부르는 데 본명을 사용하는 것은 무례였다.

주6. 某兒.
兒는 아가라는 뜻으로, 예에 어긋난다.

주7. 楊脩.
조조(曹操)의 비서였는데, 후에 살해되었다.

주8. 筍彧.
조조의 참모. 조조의 왕위 찬탈에 반대하다가 살해되었다.

주9. 江東.
양자강 동쪽에 있는 강소(江蘇)와 절강성(浙江省).

주10. 張子布.
손권(孫權)의 장군이었던 장소(張昭)의 자(子). 서도에 뛰

어나고 《左轉》에 정통했다 한다.

주11. 황야는 조사해 보고.

원문은 「射省可」. 교어는 그 아래에 몇 자가 빠졌을 것이라 한다.

주12. ~ 같은 것이다.

올빼미는 주위의 사람들이 자기를 꺼려하는 것을 알고 다른 곳으로 떠나려고 비둘기를 찾아가 상의했다. 이에 비둘기는 "그 듣기 싫은 목소리를 바꾸지 않고는 어디를 가나 매한가지 다"했다(《說苑》談叢).

주13. 兪附.

황제(皇帝) 때의 유명한 의사.

주14. 扁鵲.

전국시대의 명의.

주15. 公輸班.

원문은 「班輸」인데, 「輸班」의 잘못이다. 公輸班은 公輸般과 같다.

주16. 公輸班.

옛날의 명공.

주17. 歐冶.

옛날의 명도공.

주18. ~ 재난을 당하고 말았다.

이형은 술좌석에서 장군 황조(黃祖)에게 욕을 했기 때문에 결국 살해되고 말았다.

권 48
(詰鮑)
힐포

힐포(詰鮑)는 포씨(鮑氏)의 무정부주의(無政府主義)를 힐란하게 비판한다는 뜻이디.

이 편은 포경언(鮑敬言)이라고 하는 사람의 극단적인 사상을 포박자가 논박하는 데서부터 비롯된다.

포씨(鮑氏)는 군주 제도(君主制度)의 모순을 신랄하게 비판하였다. 즉, 그는 무위(無爲)가 가장 이상적인 인간의 생활 형태로 보고, 현세의 인간의 지배 형태(支配形態)는 양육강식(養育強食)하며, 군주 제도(君主制度)는 그것을 합리화한 것에 불과하다 했다.

그러므로 그는 태고시대(太古時代)의 자연 상태를 이상적이라 하며, 현세의 기묘(技巧), 예법(禮法), 사치(奢侈) 등 모두가 인공적인 현상으로, 인간의 욕심에서 비롯된 것들이라 했다. 세상의 모든 시비(是非)의 혼란은 욕심에서부터 비롯된 것이며, 더욱이 위정자(爲政者)의 끔찍한 악행은 그들이 군주나 대신 등의 고관의 자리에 있기 때문에 일어나는 것이며 평민이라면 결코 있을 수 없는 것이라 했다.
　포씨(鮑氏)의 주장 중 지배층의 합리론에 대한 비판은 상당한 근거가 있는 것 같다. 농부나 뽕밭은 하늘이 준 것이 아니라는 왕충(王充)의 주장처럼, 군주도 하늘에서 내린 성인이라는 유가들의 이론은 확실히 강자로서의 합리론적인 표현이 아닐 수 없다.
　그러나 포경언(鮑敬言)이 군주 제도 그 자체를 부정하려고 한 것은 확실히 무리이다. 어찌 보면 후한(後漢) 말기의 사회상에 대한 반사적인 표현일지도 모른다. 포박자도 말했듯이 중국 역사장 가장 정사가 어지러웠던 시대는 후한 말기였다. 정치가 혼란하면 사회가 흉흉해지기 마련이며, 백성들의 생활 또한 비참하리라는 것은 쉽게 이해할 수 있다. 과중한 세금과 부역이 뒤따르기 때문이다.
　의식주(衣食住)에 위협을 받고 보면 도의가 지켜질 리가 없고, 나라의 법이라 할지라도 무시되어 버린다. 사방에서 도적의 무리가 붕기하고, 인간 본연의 질서는 찾아볼 수 없다. 이런 현상을 보고 세상을 근심하는 이가 어찌 새로운 세상을 꿈꾸지 않겠는가!
　비록 그렇긴 하지만 새로운 천하를 바란다 해도 그것이 곧 정부 형태를 부정할 수는 없는 것이다. 감정(感情)이나 이성(理性)이 인간의 심리적인 세계에서 분리될 수 있는 것이라면, 비록 포씨의 주장에 일면의 진리가 내포되어 있다 할지라도 수용할 수 없는 성질의 것이다.
　대저 자연적(自然的)이란 말은 매우 다의적(多義的)이다. 그것이 무리(無理)가 없는 자유스러운 것으로 이해된다면 오늘날의 사회에서도 높이 평가할 수 있는 이상적인 개념이 될 것이다. 그러나 그것이 태고의 무정부 상태의 자유로운 상태로만 해석한다면 오히려 만족(蠻族)이란 비문화적인 오명을 면할 수 없는 처지에 놓일 것이다.

인간이 다른 동물처럼 감정이나 본능에만 의존한다면 잠시 동안은 자유스러운 상태가 될지는 모르지만 그것도 곧 방종과 욕심으로 혼란해질 것이며, 마침내는 인류 멸망의 심각한 사태에 이르고 말 것이다. 때문에 인간 사회는 사리를 판단할 수 있는 이성이 필요하며, 질서가 요구되고, 규범이 실천되고, 통치 관계가 필연적으로 발생하게 된다. 사회가 존재하는 한 구심점이 있어야 하고, 상부상조의 작용이 있지 않으면 안 되기 때문이다. 인간에 선과 악의 요소가 동시에 존재하는 것이라고 본다면, 군주나 대신들이라 하여 모두가 성군이나 현인일 수만은 없을 것이다. 때로는 미혹하여 악정을 베푸는 자도 있을 것이며, 지나친 사치나 음속에 빠지는 자도 있을 것이다.

그러므로 포박자도 퇴폐한 풍속과 그릇된 정치를 비판하였고, 그것을 시정해야 된다고 주장한 것이다. 동시에 비록 포씨의 원망에 찬 무정부주의를 이해하면서도, 그것의 그릇됨을 반박하지 않을 수 없었던 것이다.

모든 주의 주장이나 사상, 철학 등이 인간을 위해서 필요한 것이라고 볼 때 그것은 인간 스스로의 비판에서 비롯되어야 한다. 그러므로 천지나 우주에 대한 심원한 생각이라 해도 인간을 위한 것이며, 도의나 정치의 깊은 원리라 할지라도 인간을 근본으로 하는 데 가능해질 것이다.

이상이 포박자의 주장이다. 여기에 포박자의 도가적 사상과 유가적 사상의 실천적 합치를 주장하고 있는 점이 엿보인다 할 것이다.

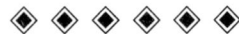

포경언(鮑敬言)은 노장(老莊)의 서적을 탐독했는데, 그 주장하는 바가 너무 극적인 것이었다. 포군(鮑君)의 말에 따르면, 태고에는 군주라는 것이 없었지만, 요즘 세상보다는 훨씬 나았다는 것이다.

그 논문은 다음과 같다.

「유가(儒家)들은 "하늘이 백성을 낳았고 그 백성을 위하여 군주를 세웠다."[1]고 말한다. 그러나 과연 하늘이 백성들을 일깨워서 군주의 필요성을 역설한 것일까? 아니면 군주제(君主制)를 바라는 자가 하늘의 뜻을 빙자한 것인가?

대체로 강자가 약자를 누르면 약자는 강자에게 복종하기 마련이다. 또 영리한 자가 어리석은 자를 속이면 결국 어리석은 자는 영리한 자에게 봉사하고 만다. 이러한 이유에서 군신(君臣)의 도리가 비롯되고, 힘이 약한 백성은 스스로 다스림을 받지 않을 수 없게 된다.

이렇게 본다면 사람이 남에게 예속하고 사역(使役)한다는 것은 강자와 약자의 다툼과 영리한 자와 어리석은 자와의 비교에서 비롯된다고 할 수가 있다. 저 푸른 하늘은 결국 이러한 이치와 아무런 관계가 없는 것이다.

무릇 대자연은 작위(作爲)하지 않는 데에 가치가 있다.

만물은 생긴 그대로가 가장 만족스러운 것이다. 그러므로 계수나무의 껍질을 벗긴다거나 옻나무에 칼자국을 내는 일은 나무들로서는 바라는 바가 못된다. 산새의 꽁지[2]를 잡아빼거나 물총새의 깃털을 뽑는 일은[3] 새들에게 있어서는 결코 고마운 일이 아니다. 재갈을 물리고 고삐를 끄는 것은 말의 본성에 맞지 않는다. 멍에를 지고 무거운 짐을 나르는 일은 소가 즐거워할 일이 아니다. 속이는 재주가 생기고, 일의 처리를 힘에 맡기는 것은 진실한 태도에 어긋난다. 생명의 근원을 잘라내어 쓸데없는 물건을 꾸미고, 날아다니는 새를 잡아서 장식품으로 쓰며, 본래 완전한 코에다 구멍을 내어 고리를 얽어매거나, 자유롭게 뛰어다니던 말의 다리를 묶어 놓는다. 이러한 짓들은 만물이 본래 평등하게 태어났다는 하늘의 뜻에 배치될 것이다.

무릇 백성들을 일하게 하여 관리를 부양한다. 관직이 높은 자는 높은 봉록을 받아서 안락하지만, 백성은 반대로 그만큼 가난하다. 죽은 자가 다시 살아난다면 더할 나위 없이 기쁜 일이지만, 처음부터 죽지 않는 것만은 못하다. 관작(官爵)을 양보하고 사퇴함으로서 허명을 얻은 경우가 있지만, 처음부터 사양하는 것보다 낫다고 할 수는 없다. 천하가 어지럽기 때문에 충의로운 가래(家來)가 나타나며, 친족간에 불화가 있으므로 효자가 돋보인다.[4]

태고 시절에는 임금도 신하도 없었다. 사람들은 우물을 파서 그 물을 마시고, 밭을 갈아서 그 곡식을 먹으며, 해가 뜨면 일하러 나가고, 해가 지면 집으로 돌아와 잔다.[5] 물에 뜬 배처럼 얽매인 일도 없이 자유로우며 스스로 만족한다. 애써 다투려는 심사도 없을 뿐 아니라 욕심 따위로 사리를 그릇칠 일도 없다. 영달(榮達)이란 것도 없고, 그렇다고 수치라 할 것도 없다. 산 속에는 오솔길도 없고, 못에는 배도 다리도 없다. 이웃 토지에 수리(水理)가 통하지 않으므로 토지겸병이라는 것도 일어날 턱이 없다. 선비가 많이 모이지 않으므로 전쟁 같은 것도 일어나지 않는다.

이런 곳에서는 높은 둥지에 올라가 새알을 찾아내는 일도 없으며, 깊은 연못에서 고기를 낚을 일도 없다. 봉황이 추녀끝에 살며, 용(龍)은 뜰 안 연못가에 떼지어 논다. 굶주린 호랑이 꼬리를 밟아도 물지 않으며, 뱀을 손으로 잡는다 해도 성내지 않는다. 못가를 거닐어도 비둘기는 날아가지 않으며, 숲속에 들어간다 해도 여우나 토끼들이 놀라지 않는다.

권세욕(權勢欲)이나 이욕(利欲)을 마음에 두지 않으므로, 재난 따위는 일어나지도 않는다. 전쟁이 일어나지 않으므로 성(城)을 쌓거나 연못을 파지도 않는다. 만물이 혼돈(混沌) 속에서 하나로 되니, 자연의 도(道) 속에서 자타의 차별을 잊어버린다.[6] 질병도 일어나지 않으므로, 사람들은 모두가 장수한다. 마음이 순백(純白)하기 때문에 무얼 만들어 보고 싶은 생각도 없다. 먹고 싶은 것을 먹으니 즐겁고, 배를 두드리며 노닌다.[7] 그 말에는 수식이 없고, 그 행동에는 꾸밈이 없다. 이러한 세상에서 어찌 무거운 세금을 거두어들이며, 백성의 재산을 빼앗을 것이며, 엄한 형벌로 옥에 가둘 수가 있겠는가!

시대가 흘러 말세가 되자, 지혜가 이용되고 기묘(技巧)가 생겨났다. 도덕은 이미 쇠퇴하여, 높고 낮은 신분의 질서가 생겨났다. 계단을 오르내리는 번거로운 예법까지 생기고, 그것도 시대에 따라 증가되기도 하고 감소되기도 한다. 인끈과 관, 그리고 검은 색과 노란 색의 의복으로 단장하고, 구름에 닿을 듯한 건물이 세워지고, 그 마룻대(棟木)와 서까래(垂木)를 청홍(青紅)으로 칠하며, 산을 기울여 보석을 찾는가 하면, 연못에서 헤엄쳐서 진주를 찾는다.

숲처럼 옥을 모았지만, 마음먹은 대로 장식하기에는 부족하고, 산처럼 황금을 쌓았어도 그 비용을 충당하기에는 오히려 모자란다. 끝없는 사치스러움의 경지로 흘러들어가서 인간 본래의 면목을 손상시키고 만다. 날이 갈수록 근본의 도에서 멀어지고, 점차 소박한 생활을 등지게 된다. 지배자들이 현인을 존중하면 백성은 명예를 다투고, 재화를 중히 여기면 도적이 생기기 마련이다. 갖고 싶은 물건을 보면, 백성의 본래의 바른 마음이 어지러워진다.[8] 세력과 이익이 눈 앞에 놓이면 폭력으로라도 빼앗아 보려는 풍조가 생긴다. 따라서 예리한 무기가 개발되고, 남의 권리를 침해하려는 폐단이 생긴다. 강궁(強弓)은 더 이상 강할 수 없고, 갑옷은 더 이상 견고할 수가 없으며, 창끝은 더 이상 예리할 수 없고, 방패는 그 이상 두꺼울 수가 없게 되었다.

그렇다 하더라도 만약 남을 억누르려는 난폭자가 없다면 이러한 것들은 모두가 버려져야 한다. 그러므로 속담에 이르기를 「백옥(白玉)이 이그러지지 않으면 누가 즐겨서 규(圭)[9]와 장(璋)[10]을 만들 것인가! 자연의 도가 쇠퇴하지 않으면 어찌 인의(仁義) 등을 존중하겠는가!」라고 했다.

저 유명한 걸(桀)과 주(紂) 등은 사람을 태워 죽였고,[11] 간하는 충신에게 벌을 주었으며,[12] 제후를 건육(乾肉)하였고,[13] 제후의 장을 염신(鹽辛)하였으며,[14] 인간의 심장을 도려냈고,[15] 죄없는 백성의 발을 잘랐고,[16] 교만과 음란한 음악을 한껏 즐겼으며, 잔악하기 그지없는 포락의 형(刑)[17] 마져 실시했지만, 만약 그들이 평민의 신분이었다면, 아무리 흉악하고 사치스러운 성격이라 할지라도 어찌 그런 악행을 저지를 수 있었겠는가? 그들이 잔혹하고 방자하며 천하를 도살(屠殺)할 수 있었던 것은, 그들이 군주였기 때문인 것이다.

군신(君臣)의 관계는 이미 성립되고 여러 가지 악행이 더욱 심해지면, 도탄(塗炭) 속에서 허덕이는 백성 중에는 질식할 것 같은 그런 환경에서 벗어나고자 하는 몸부림이 일어나기 마련이다. 위로는 군주가 조정(朝廷)에서 두려움에 떨고, 아래로는 백성들이 가난을 참지 못하여 시끄러워진다. 시대가 이쯤 되면 예법(禮法)으로 행동을 바르게 하거나 형벌로 백성을 다스리는 일은 마치 하늘에 닿을 듯한 홍수(洪水)의 원천을 막거나 깊이를 알 수 없는 격류(激流)가 휘몰아치는 것을 한 줌의 흙으로 막으려 하거나 손가락과 손바닥으로 그것을 차단시키려는 것과도 같다.」

포박자가 포군(鮑君)을 비난하면서 말했다.

들은 바에 의하면, 저 옛날 혼돈(混沌)이 둘로 갈라져서 무겁고 탁한 부분은 아래로 내려가고, 가볍고 맑은 부분은 위로 올라가서, 비로소 크고 둥근 천정(天井)이 위에서 비치며, 끝도 알 수 없는 지면이 아래에 고정된다고 한다. 하늘과 땅의 위치가 정해지면, 그것으로 상하(上下)의 위치가 분명해진다. 멀리 예를 든다면, 하늘이 높고 땅이 낮은 것은 인륜(人倫)의 본질을 나타내고 있다.[18] 가까운 예를 든다면, 머리가 팔과 다리를 지배하고 있음은 군신의 질서를 나타내고 있다. 이리하여 계급 제도(階級制度)라고 하는 것은 아주 오랜 옛날부터 유래해 온 것이다.

우주(宇宙)의 원질은 혼돈으로서, 음양(陰陽)의 구별이 없었다. 그보다는 천지가 나누이고 해와 달, 오성(五星)들이 빛을 발산하고, 음양의 작용으로 만물이 각기 구분하여 살아가는 상태가 훨씬 바람직하다.

이렇게 말한다면, 마찬가지로 새나 짐승들처럼 자유로이 떼를 지어서 살며, 나무 위에나 동굴 또는 움집에서 생활하고, 날고기를 먹으며, 풀로 몸을 가리고, 집안에 부자 형제나 부분간에 존비(尊卑)가 없고, 밖으로는 계급 차별의 위엄(威嚴)도 없는 그러한 생활보다는, 넓은 지붕 밑에 몸을 눕히며 쌀이든 좁쌀이든 맛있는 대로 먹고, 겨울이면 자수로 아름답게 수놓은 비단옷을 입어 추위를 잊으며, 여름이면 갖가지 무늬를 넣은 얇은 명주옷으로 더위를 식히고, 현명한 군주가 백성을 살리고, 어진 재상이 세상을 다스리며, 각기 관직을 배분하여 소임을 주고, 세상이 평화스럽게 다스려지는 상태가 그보다는 훨씬 바람직할 것이다.

귀천(貴賤)의 구별이 확실하면 인간은 상을 받고자 하며,

형벌을 두려워하게 된다. 세력이 고르게 되면 쟁탈(爭奪)을 꺼려하게 된다. 여기서 성인(聖人)이 하늘의 명을 받들어 일어선 것이다. 혹은 망을 짜서 물고기를 사랑하는 법을 가르치고,[19] 혹은 태양을 보고 부싯돌로 불을 일으키는 법을 가르치며,[20] 혹은 풀을 씹어서 약초(藥草)로 쓸 것과 식품으로 쓸 것을 구분하게 하고,[21] 혹은 지붕을 만들어 비와 이슬을 피하는 법을 가르치는[22] 등 생활에 필요한 물품을 발명하고, 해로운 것들을 제거하여 많은 이익을 주었다. 백성들은 즐겨서 그 성인을 존장으로 추대하여 존경했다. 이리하여 군신의 도는 발생한 것이다. 어찌하여 이것을 영리한 자가 어리석은 자를 속이고, 강자가 약자를 억눌러서 생긴 것이라 하는가!

삼황(三皇)과 오제(五帝)가 교체하면서 일어나고 교화(敎化)는 크게 성행되었다. 해야 될 것과 해서는 안 될 것을 분명히 제시함으로써 도덕은 번성해지고, 형벌은 거의 행해지지 않았다. 총명한 군주와 어린 재상을 칭송하는 노래 소리가 사방에서 들려오고, 널리 말 없는 감화(感和)가 완성되어 갔다. 태계성(太階星)[23]은 이미 평온하고, 해와 달, 오성(五星)이 어김없이 궤도(軌圖)를 돈다. 봉황은 아침 햇살에 소리내어 울고, 기린은 자연의 정기(精氣)를 보고 들로 나온다. 강가에는 거북과 용이 이상한 그림을 등에 업고 물 위에 떠오르고, 하늘에서 경성(景星)[24]과 노인성(老人星)[25]이 빛을 펼쳐 내린다. 태평한 기운이 사방에 가득하고, 병기(兵器)는 창고에 거두어들인다. 그리하여 예악(禮樂)이 제정되면 군주는 평온 무사(平穩無事)하며, 형벌을 사용하지 않아도 된다. 사치, 음란, 광폭(狂暴) 등의 악덕은 그 사람에 달려 있다. 반드시 군주 제도 자체가 그러한 것이 아니다.

그런데도 불구하고 포군(鮑君)은 말세의 폐해(弊害)만을 예거했을 뿐, 태평 시대의 좋은 점을 논하려 하지 않는다. 이것은 무슨 연유인가?

그리고 태고의 세상은 질박하여 백성들은 아직도 유치하고 마음에 아무런 의욕도 없었다. 그것은 마치 갓난아이가 지혜가 미숙한 것과도 같다. 알고 있어도 하지 않고, 하고 싶어도 참을 수 있는 것이 아니었다. 만약 사람들이 논밭의 이익을 서로 다투고, 가족들이 나무 위나 동굴의 거처를 서로 자기 것이라고 우겨대는 경우, 위로는 부정을 재판하는 관리가 없는데 아래로 옳다고 주장하는 무리만 있다고 한다면 사투(私鬪)는 근세의 무기보다도 예리하고, 사람의 시체가 들판에 쌓일 것이며, 유혈이 낭자하여 길바닥을 덮을 것이다. 이와 같이 군주가 없는 사태가 오래도록 계속한다고 하면, 필경은 인류는 멸족하고 말 것이다.

용(龍)을 길들이거나[26] 봉황을 길들이며,[27] 신비한 예언서(豫言書)를 용이 물고 오거나[28] 거북이 등딱지에 그림으로 나타나고,[29] 노란 물고기가 물결 속에서 뛰어오르며[30] 붉은 새가 날아와 떨어뜨린다.[31] 혹은 태풍이 넘어뜨린 벼를 역풍(逆風)이 불어 일으켜세웠다.[32]

이러한 예는 모두가 군주가 존재하는 시대의 일로써, 군주가 없었던 시대에 출현한 것은 아니었다.

대체로 상서(祥瑞)로운 징후는 하늘로부터 나타나는 것으로서, 혹은 혁명(革命)의 전조로 나타나기도 하고, 천하가 잘 다스려지는 태평의 조짐이 되기도 한다. 만약 군주의 존재가 천의(天意)에 어긋나는 것이라고 한다면, 누가 그처럼 경사스러운 조짐이라 하겠는가!

그대가 만약 혼돈의 상태를 좋다고 한다면 하늘과 땅은 분리되지 못할 것이다. 만약 무작위(無作爲)를 좋은 것이라 하면 팔괘(八卦)는 만들어지지 않았을 것이다. 어찌 조화(造化)에 잘못이 있으며, 복희씨를 어리석다 할 것인가!

그대의 주장하는 바는 오직 자연(自然)만이 귀한 것이라고 하는데, 그렇다면 한마디 물어보겠다. 모(母)만을 알고 부(父)를 모르는 것이 생물의 본성이다. 엎드리어 존경을 표시하는 예의는 말초적인 수식일 것이다. 그러나 본성 그대로 맡겨둘 수만은 없기 때문에 반드시 부(父)를 존중한다. 수식이라 해도 폐지할 수는 없기 때문에 반드시 절을 하는 것이다. 그대는 본성에 맡기고 예의를 폐지하는 것으로 안심할 수 있겠는가?

옛날은, 살아 있을 동안에는 집도 없고, 죽었을 때도 장례 같은 것을 치르지 않았다. 내를 건너는 데도 배나 노 같은 도구가 없었으며, 길을 걷는 데도 수레나 말을 이용하지 못했다. 독(毒)이 있는 물건을 먹거나 마시고 죽음에 이른 자도 있었다. 병이 났다 해도 의술(醫術)이 없으며, 애석하게도 목숨을 버려야 될 사람은 헤아릴 수도 없었다. 후에 성인이 이를 고쳐서 문명의 이기(利器)를 후세에 전했다. 백성들은 지금까지도 그 은혜를 입고 있다. 기묘(技巧)라고 하는 이 점은 쉽게 무시할 수 있는 것이 못된다.

지금 그대가 옛날로 돌아가서 나무 위나 동굴 또는 움집에서 산다고 하자. 죽으면 들판에 버려진다고 하자. 물을 건너려면 헤엄을 쳐야 하고, 길을 걸어도 도보로 가야만 하고, 짐을 등에 메거나 머리에 인다고 하자. 솥을 버리고 날고기를 먹으며, 의료 행위를 마다하고 그대로 병이 걸리게 맡겨둔다고 하자. 알몸으로 옷을 입지 않는다고 하고, 오고 가다 만난 여자를 아내로 삼고 중매인을 두지 않는다고 한다면, 그대는 "그럴수야 없다."고 말할 것이다. 하물며 군주가 없어도 된다고 할 수야 있겠는가.

 만약 상대의 사람들이 목석(木石)과 같고, 얼음이 얼어도 춥지 않으며, 먹을 것이 없어도 배가 고프지 않는다고 하면, 그래두 좋다. 저어도 의식(衣食)에 대한 욕망이 마음 속에 있는 이상 경쟁의 대상은 결코 황금이나 보석, 명예나 작위 등에만 한하지 않으며, 도토리 열매라 하더라도 싸움의 근거가 되고 여의주나 콩잎 따위로도 서로 다툴 수가 있다.[33]

 대체로 물건을 갖고 싶어하는 성질은 모태(母胎) 내에 있을 때부터 이미 비롯되고 있다. 자기를 돋보이려 하는 마음은 인간 형체를 갖춘 날부터 확실히 하고 있다. 그러므로 강도(強盜)나 살인(殺人), 겸병(兼併) 등은 자연에서 일어나기 마련이다. 자연 그대로 하면 결코 소란이 일어나지 않는다는 논리는 도대체 어디에 있는 것인가?

 무릇 위로는 총명한 군주가 있고, 아래로 제후(諸侯)들이 힘을 다하여 간하고, 날이 새기도 전에 일어나서 어둠 속에서 정무(政務)를 보며, 해가 높이 떠오르면 아침을 먹고,

정도(正道)의 비판들을 물어서 과오(過誤)는 스스로 경계하고, 가까운 신하들에게는 자기의 책임을 다하도록 요구하며, 백성의 요구를 청취하여 반성하도록 한다. 나라가 위기에 처해 있다고 하면 온종일 그 일에 고심하고, 깨끗한 풍속을 장려하여 오탁(汚濁)함을 씻어내며, 추상(秋霜) 같은 위엄으로 세속을 숙정(肅正)하고, 법망(法網)을 엄밀히 하여 죄가 있는 자는 결코 용서하지 않으며, 작은 죄는 형벌로 징계하고, 큰 죄는 무력으로 정벌한다.

그렇지 않으면 승냥이와 이리가 길을 막고, 도덕의 교화가 전파되지 않으며, 권신(權臣)의 집안에 재앙이 오고, 악인들이 나라를 해칠 염려가 있다. 그러므로 엄한 법관이 눈을 부라리며 악행을 탄핵(彈劾)하고, 용감한 무신(武臣)이 도끼를 휘둘러 사방의 요새(要塞)를 지킨다. 그렇다 해도 광폭하고 교활한 악인들의 범행이 자행되는 것은 어느 세대라 해도 그 예는 있다. 하지만 그것을 방지하고 막지 않는다면, 도척[34]이 날뛰면서 약탈과 살인을 자행할 것이며, 양민은 속수무책으로 다가오는 재난을 기다릴 수밖에 없을 것이다.

호소할 수 있는 군주도 없고, 의지할 만한 무력도 없어, 모든 집안이 백이(伯夷)나 숙제(叔齊)[35]와 같이 되고, 모든 사람이 유하혜(柳下惠)[36]와 같이 되기를 기대한다 할지라도, 그것은 마치 돼지를 짊어지면서 냄새가 나지 않기를 바라거나, 강을 건너면서 물이 묻지 않기를 바라고, 고삐와 채찍도 없이 말을 달리게 하거나, 키나 노도 없이 배를 타려는 것과 같아서 불가능한 일이다.

포군(鮑君)이 다시 반박하였다.

대저 천지(天地)의 위(位)라고 하는 것은 음양(陰陽)의 두 기운이 만물을 어떤 형태로 만든 것이다. 양기(陽氣)를 좋아하면 구름이 되어 하늘로 나르고, 음기(陰氣)를 좋아하면 내가 되어서 아래로 가라앉는 것처럼, 음양의 기운을 받아서 각각 그 본질로 형성하고, 음양에서 다시 사상(四象)과 팔괘(八卦)로 세분화되어서 마침내 만물이 생겨났다.[37] 이와 같이 하늘(天)도 땅(地)도 각기 자기가 받아들인 기운에 의해서 형태를 갖게 된 것으로, 하늘이 높고 땅이 낮다고 할 수는 없는 것이다.

군신(君臣)의 신분이 이미 정해졌지만, 변화는 점점 많아졌다. 물소가 많아지면 물고기들은 모여들지 않는다. 매가 늘어나면 참새들은 혼란을 일으킨다. 여러 가지 관직이 생기면 백성은 힘들기 마련이다. 받들어야 될 사람이 많아지면 아랫사람은 가난해진다.

그런데 군주가 보물을 산처럼 쌓아두며, 높은 전각(殿閣)을 찬란하게 꾸미고, 일 장 사방의 식탁에서 식사를 하고, 용의 무늬가 새겨진 의상을 입고, 궁 안에는 많은 궁녀들을 거느려서 민간에서는 그 때문에 독신(獨身) 남자가 점점 늘어가고, 보석 같은 것은 가질 수도 없으며, 기괴(奇怪)한 물건이 귀하고, 무익한 기구들을 만들며, 끝도 없는 욕망에 차 있다. 귀신이 아닌 바에야 어디서 그 많은 비용을 감당할 것인가?

대체로 곡물이나 비단을 조정에 쌓아두면 백성들은 가난하여 굶주리고 떨어야 한다. 백관(百官)이 갖추어지면, 그들은 백성이 바친 세금을 앉아서 받아먹는 것이다. 관아(官衙)에는 무위도식(無爲徒食)하는 무리들이 빈들거리고, 백성들은 놀고만 있는 사람들을 부양하지 않으면 안 된다. 백성들은 의식(衣食)이 부족하여 자급(自給)하기도 어려운 형편이다. 더구나 무거운 세금을 바쳐야 하고, 힘든 부역을 해야만 한다. 이쯤 되면 아랫 백성은 명령을 감당할 수 없고, 춥고 배고플 뿐이다. 법을 무릅쓰고 폭동을 일으키는 것도 오히려 당연한 일이다.

　그리하여 위에 있는 왕자(王者)는 마음을 조아리고, 아래에 있는 대신들은 이맛살을 찌푸린다. 마치 엷은 얼음 위를 걷는 듯 조심스럽게 행동하면서, 혹시 자기에게 화가 미치지나 않을까 하고 심려(心慮)한다. 지자(智者)나 용사(勇士)들이 혹시나 도와주지 않을까 생각하여 높은 작위와 충분한 녹봉으로 그들을 모아들인다. 예측할 수 없는 반란을 두려워하여 성(城)을 굳게 지키고, 호(濠)를 깊게 파서 미리 대비한다.

　그러나 녹봉이 많으면 그만큼 백성은 가난해지며, 대신들은 교만해지고,[38] 성을 견고하게 하려면 그만큼 부역(賦役)은 심해지며, 그 공략하는 방법도 기묘해지기 마련인 것을 알지 못한다. 그러므로 주(周)의 무왕(武王)은 주왕(紂王)을 토벌한 후에 녹대(鹿台)[39]에 있는 금을 뿌렸고, 거교(鉅橋)[40]의 쌀을 나누어 준 것만으로도 백성들은 크게 기뻐했던 것이다. 하물며 처음부터 금을 모으지 않고 백성의 곡식을 거두어들이지 않았던들 얼마나 기뻤겠는가!

　무왕이 도림(挑林)[41]에 소떼를 쉬게 하고, 화산(華山)에

말을 놓아 먹이며, 창과 방패, 화살 등을 거두어들인 것만
으로도 백성들은 평화를 노래했다.⁴²⁾ 하물며 처음부터 군대
따위는 없이 전쟁에 나간다거나 국경을 경비할 필요가 없
었다고 한다면, 그 얼마나 즐거워하겠는가 !

  요(堯)가 띠 지붕과 흙계단의 집에서 살고, 공의휴(公儀
休)⁴³⁾가 아내에게 베를 짜지 말도록 하면서 마당의 아옥(葵)
을 뽑은 일이며,⁴⁴⁾ 한(漢)의 무제가 상진문(上秦文)을 넣은
자루를 이어서 휘장을 만든 일,⁴⁵⁾ 안영(晏嬰)⁴⁶⁾이 세탁한 갓
옷을 입고, 공손홍(公孫弘)⁴⁷⁾이 목면 두루마기를 입은 일과,
계손(季孫)⁴⁸⁾이 첩(妾)에게 비단을 입히지 않고, 말에게 조
를 먹이지 않는 일 등은 위에 있는 사람이 솔선하여 검소
한 모범을 보인 예로서, 미담(美談)이라 할 수 있겠으나,
말하자면 도척이 훔친 물건을 나눌 때 적은 쪽을 가지면서
겸양의 덕이라고 과장한 것⁴⁹⁾이나 다를 것이 없다. 또 육지
에 밀려온 물고기가 물방울을 불어서 서로의 몸을 축이는
것과도 같다⁵⁰⁾ 할 것이다.

  무릇 몸은 윗사람을 위하여 부역하는 일도 없고, 집에는
세금을 부담하지도 않으며, 향리에서 생업을 즐기면서 천
부의 능력에 맞게 토지를 나누어 갖고, 안으로는 필요한
만큼의 의식(衣食)으로 만족하며, 밖으로는 권세나 이익을
다투지 않는 그러한 생활을 하면서, 어찌 창, 칼 등으로
강도질을 할 것인가. 그것은 인정(人情)이 아닌 것이다.

  태고에는 범죄자에게 빨간 옷을 입히는 것만으로도 부끄
러워하여 죄를 범하는 일이 없었다.⁵¹⁾ 후세에 법률이 갖추
어지면 질수록 도적은 점점 늘어 갔다.⁵²⁾ 옛사람은 이기심

(利己心)이 없고 지금 사람만 탐욕스럽고 잔인하다는 말은 결코 아니다. 아마도 윗사람이 청정(清淨)하면 아래 백성들은 저절로 바르게 되며, 아랫사람이 지치고 원망을 하게 되면 교지(巧知)가 발생하게 될 것이다.

자연 그대로 맡겨둔다 할지라도 아직도 폭력적인 현상이 일어날 것을 우려한다. 하물며 백성을 쉬지 않고 부리고 끝도 없이 탈취(奪取)한다. 따라서 논밭은 황폐해지고, 곡간은 텅텅 빈다. 베를 짤 사람도 없고, 먹을 것 입을 것 모두 부족하다. 이와 같은 곤경에서 백성이 폭등을 일으키지 않기를 바랄 수 있겠는가. 그러므로 화난(禍亂)을 구제하고자 하면 할수록 더욱 더 심해지고, 금령(禁令)을 아무리 준엄하게 한다 해도 금령을 어기는 사태를 멈추게 할 수는 없는 일이다.

관소(關所)나 다리목 초소는 범죄를 막기 위해서 있는 것이지만, 교활(狡猾)한 관원은 그것을 이용하여 오히려 죄를 범한다. 중량이나 크기를 재는 도량형(度量衡)들은 바르게 검사하려는 것인데, 못된 사람들은 오히려 이것을 이용하여 거짓 검사로 이득을 취한다.

대신(大臣)이란 군주의 위태로움을 돕는 것인데, 간사한 신하는 오히려 군주가 위태로운 처지에 놓이지 않는 것을 두려워한다. 무기(武器)는 소동(騷動)을 진압하기 위한 것인데, 반역자들은 그것을 훔쳐서 폭동을 일으킨다. 이러한 것은 모두가 군주의 존재가 초래한 것들이다.

백성들은 무엇이든 이로운 것이라고 생각되면 경쟁심이 생긴다. 부귀로운 집은 그런 것의 최대의 대상이다. 그러나 세민(細民)들의 경쟁을 아주 작은 것에 불과하다. 설령 한 사람의 사나이가 힘을 겨루어 싸움을 한다 해도 아무런 사건이 되지 못한다. 갖고 싶어하는 영토도 얻지 못하는가 하면, 이익이 될 만한 성곽을 갖는 것도 아니다. 인간이 갖고자 하는 황금이나 보석도 없으며, 경쟁심을 불러일으킬 권력도 가지고 있지 않다. 세력이라 해도 많은 사람을 모을 정도가 못되며, 위광(威光)이라 할지라도 다른 사람을 앞설 만한 것이 못된다. 그러나 임금이 한번 화를 내면 홀연히 군대를 정비하며,53) 원수도 아닌 백성들은 몰아세워서 죄도 없는 사람을 공략한다. 한번 움직인다 하면 수만 명에 이르며, 유혈(流血)이 들판을 붉게 물들인다. 무도(無道)의 군주는 어느 시대나 있기 마련이다. 그 잔학함과 포악함은 끝이 없으며, 천하의 제후(諸侯)는 없는 것이나 매한가지이다. 충성스럽고 어진 충신은 조정에서 살해되고, 서민은 싸움터에서 뼈를 묻는다. 이렇게 되면 민간에서의 사소한 싸움이야 폐해라고도 할 수 없다.

군주제를 옹호하는 사람은 "군신의 도덕이라 해도 부자연한 것은 아니다. 부모에 대한 경의(敬意)를 옮겨 군주를 섬기면 되는 것으로,54) 효(孝)를 바꾸면 충(忠)이 될 수 있다."고 하지만, 그런 것이라면 지금 다시 한 번 군주가 없는 사회로 되돌아간다 해도 같은 말을 할 수 있다.55)

옛날의 집은 바람과 비만 가리면 그것으로 만족했다. 그러나 오늘날은 붉은 색이나 보라색을 칠하고, 금과 옥으로 장식한다. 옛날의 옷은 몸만 가리면 그것으로 족했다. 그러나 지금은 검은 색과 노란 색으로 궁형(弓形)과 부형(斧

形)으로 바로새겨진 무늬의 비단옷이나, 아니면 가벼운 명주옷을 입는다. 또 옛날의 음악은 마음을 가라앉히면 그것으로 족했지만, 지금은 음란하고 곰상스러운 소리로 혼이라도 달아나 버릴 듯하여 안정감이 무너진다. 옛 음식은 공복을 메꾸면 그것으로 족했다. 그러나 지금은 산을 태우고 못을 걸러서 생물을 모조리 잡아먹어야 속이 시원할 판이다.

포박자가 말했다.[56]

세상 일이 어찌 과오가 있다 하여 모조리 금지할 수야 있겠는가! 만약 요순(堯舜) 같은 성인이 위에 있고, 직(稷)이나 설(契)과 같은 현신이 정치를 보좌하여 궁정(宮廷)의 비용을 절약하고, 세금을 줄이며, 백성을 사역할 때는 농한기(農閑期)에 한해서 행하고, 검약(儉約)의 미풍(美風)을 장려하고, 사치 금지령(奢侈禁止令)을 엄중히 하여 소박하고 검소한 사람들을 뽑아 표창을 하고, 풍속을 어지럽히거나 백성을 해치는 자는 면직(免職)시켜서 곤욕을 치르게 한다면, 태평을 구가하는 노래 소리가 들려올 것이며, 만민은 안도(安堵)할 것이다. 구태여 화재(火災)를 염려하여 집을 허물며, 파도가 두려워서 강을 메꿀 필요야 있겠는가!

포박자가 말했다.

포군(鮑君)이 태고의 군주가 없는 사회를 좋다고 한 의론에 대해서는 나는 이미 반박한 바가 있다. 그 후 포군이 나에게 답한 문장은 너무 길어서 전부를 살릴 수는 없다.

이하 조금씩 그 의론을 조목별로 각조에 대하여 반론을 하기로 하겠다.

 포군이 말했다.
 군주는 손에 넣기 어려운 보물을 찾고, 기괴(奇怪)한 물건들은 수집하며, 아무 쓸데도 없는 물건을 장식하면서 무한한 욕구를 충족하려고 한다.
 포박자가 반박했다.
 묻건대, 고금의 제왕 모두가 손에 넣기 어려운 보물을 찾고, 기괴한 물건을 수집했다고 보는가? 그렇지 않은 제왕도 있는 것이다.
 내가 들은 바로는 요(堯)가 천자로 있을 때 황금을 산에 버렸고, 순(舜)이 요로부터 천하를 물려받았을 때 옥을 골짜기에 버렸다.[57] 채소 같은 것만 먹었으며, 검소한 의복을 입었고, 전혀 수위나 마찬가지로 빈한한 생활을 했다. 이러한 요순(堯舜)이 못 속을 헤엄쳐서 진주나 찾으며, 바위를 뒤집어서 옥을 캐내고, 돌을 부셔서 금은(金銀)의 광석을 용해하고, 바다를 건너 비취(翡翠)의 깃을 뽑으며, 땅끝에까지 찾아가 대매(瑇瑁)을 잡으며, 민강(岷江—四川省)이나 한수(漢水)가에서 단사(丹砂)나 청옥(靑玉)을 캐는 일들을 하지 않았다는 것은 분명하다.
 대저 복식(服飾)에 변화가 없으면 위엄이 서지 않는다. 관위(官位)가 같지 않으면 의식주(衣食住)의 규칙에 차이를 두는 것은 당연한 일이다.

그리하여 주공(周公)은 신분의 상하에 따른 생활양식(生活樣式)의 차이를 분명하게 했다. 궁전에서 사는 데는 면적의 제한이 있다. 관(冠)과 천개(天蓋), 또는 깃발 등에는 그려 넣는 무늬가 정해져 있다. 수레, 의복, 도구 등에는 수량의 규정이 있다. 식물(食物)에 대해서도 그 품수(品數)가 신분에 따라서 정해져 있다. 흉년(凶年)이나 재해가 생긴 때는 식사를 줄인다.

무한한 욕망이라고 하는 따위는 도(道)가 지켜지는 세상에서는 있을 리 없다. 그대의 말은 걸(桀)이나 주(紂)의 죄를 논하는 데는 어울리지만, 그대의 의론을 입증함에는 아직 부족하다 할 것이다.

포군(鮑君)이 말했다.

군주의 후궁(後宮)에는 3천의 궁녀가 있는데, 이것이 천의(天意)에 따른 것인가? 천자의 창고에는 곡식과 비단을 쌓아두면서 백성들은 굶주리며 추위에 떨고 있을 것이다.

포박자가 반박했다.

왕비(王妃)나 궁녀의 수는 성인(聖人)이 정한 것이다. 성인이란 천지와 그 덕이 합치되는 자, 다시 말하면, 성인의 덕(德)은 천지와 합치한 것인데, 이유없이 보통사람과 다르게 정했다는 것인가?

대체로 후궁 3천 인은 왕의 정욕을 위한 것만은 아니다. 그들이야말로 황후(皇后)를 보좌하며, 여인으로서 도를 다스리기[58] 위한 것이다. 선조의 종묘(宗廟)를 받들고, 대제

(大祭)에 왕을 도우며, 왕족의 제복(祭服)을 지으며, 왕의 혈통이 끊어지지 않도록 많은 왕자를 생산하는 데 그 본래의 뜻이 있는 것이다.

그리고 《주례(周禮)》에 실려 있는 구주(九州)의 기록과 《한서(漢書)》의 지리지(地理志) 등을 보면, 천하의 여자 수는 남자보다 많다.[59] 왕이 관계하는 여인의 숫자 정도로 어찌 아내를 맞이함에 부자유스러움이 있다 할 것인가! 이러한 제도를 정했던 주공(周公)은 아마도 그러한 사정까지 헤아렸을 것이다.

제왕은 백관들을 거느리고 적전(籍田)[60]을 갈며, 후비(后妃)는 명부(命婦)[61]들을 통솔하며 누에를 치고 길쌈을 한다. 아래로 서민에 이르기까지 농사에 정해진 의무가 있다. 부지런히 경작한 자에게는 상을 내리고, 태만한 자에게는 벌을 가했다. 그리하여 수확한 것의 십분의 일을 세금으로 바쳐서 나라의 비용에 충당했다.[62] 집안에는 흉년을 대비하여 저축하며, 나라에는 적어도 9년 분의 곡식이 축적된다.[63] 각자 그 천분에 따라 토지를 나누어 주나, 농번기에는 부역(賦役)을 시키지 않는다. 세금을 줄이고 부역을 제한하여 백성들은 굶주리거나 추위에 떨 일이 없다. 의식(衣食)이 충만하면 백성들은 예의(禮儀)를 차릴줄 알게 되는 것이다.

옛날 한(漢)의 문제(文帝)와 경제(景帝) 시대에는 백성들은 농사에 힘을 써 집집마다 풍족하였다. 나라의 미창(米倉)에는 쌀이 빨갛게 썩어서 헤아릴 수 없을 정도였다. 그리고 선비들이나 서민들은 윤택한 생활을 하였으며, 소나 말들이 들판을 메꾸었다. 이것은 세제(稅制)가 절도 있고, 백성이 재산을 축내지 않았기 때문이었다.

말세(末世)가 되자, 조정(朝廷)은 농사를 의무로 삼았던 제도를 망각하게 되었고, 백성들은 본래의 업을 버리고 상공업(商工業)으로 치달았다. 곡식을 생산하는 사람의 숫자가 줄어들고, 무위도식하는 사람이 점차 늘어갔다. 때문에 상하를 막론하고 그러한 풍조가 일어났고, 죄를 짓는 사람이 많아졌다.

그런데 포군은 그 책임을 군주 제도(君主制度) 자체에 돌리고 있다. 만약 후궁에 여자가 규정 이상으로 많은 것을 책하고, 농업을 장려하지 않은 것을 비난하며, 주지(酒池)를 파서 삼천인의 신하들에게 퍼마시게 한 것[64]을 비난하였다면, 또 밭이랑을 측량하여 그 반분을 세금으로 거두어들인 일[65]을 비방한다고 하면, 단지 후궁의 여인의 수를 《주례(周禮)》의 규정대로 따르고, 무리한 세금이나 부역을 시키지 않으면 그것으로 족할 것이다. 반드시 군주를 없앨 필요는 없는 것이다.

대체로 군주가 하루 아침만 자고 있어도 정사(政事)에 흠이 생기기 마련이다. 하물며 사슴을 쫓는데 길을 안내하는 사람이 없으면 언제까지나 숲속에서 방황할 수밖에 없다.[66] 중심이 되어 총괄할 수 있는 사람이 없으면 올바른 사람도 누구를 표준으로 할지 알 수 없으며, 악한 사람은 제멋대로 행동하게 된다. 천강(天綱)이 넓고 넓어(恢恢) 성기어도 잃지 않는다(疏而不失)[67]고 하지만, 그러한 천강도 때로는 샐 때가 있다. 어찌 전혀 법망(法網)이 없이 살아갈 수 있을 것인가?

　포군이 말했다.
　사람이 살아감에는 입는 것과 먹는 것만으로도 힘들다. 거기에 세금이 가중된다. 또 부역이 그 위에 겹친다. 그렇게 되면 굶주림과 추위가 한꺼번에 몰려와서 아랫사람들은 상부의 명령을 감당해낼 수가 없다. 거기서 법을 어기고 죄를 범하는 일이 발생한다.
　포박자가 반박했다.
　거미가 망을 쳤다 해서 이(蝨)나 벼룩이 굶어죽는 것은 아니다(법망이 있다 하더라도 거기에 서속되지 않는 사람은 겁날 것이 없다).
　인간이 지혜와 기술로 만물을 잘 이용하기만 한다면, 먹는 것이나 입는 일은 그렇게 어려운 것이 아닐 것이다. 다만 문제는 부자가 만족할 줄을 모르고, 귀인들이 낭비하는 것뿐이다. 그렇다고 하여 어찌 한 번 미끄러진 것을 가지고 평생 동안 길을 가지 않을 수는 없으며, 걸(桀)이나 주(紂)가 포악했다 하여 군주제 전체를 없애려 할 수야 있겠는가!
　만약 "군주의 비용이 더욱 증대하고, 세금이 옛날보다 더욱 무거워지고, 백성의 힘이 가치없는 일에 지쳐버리는 것 등이 백성의 굶주림과 추위의 원인이다"고 하여 비난하는 것만이라면 좋다. 그러나 그대처럼 "부역과 세금이 있는 것부터가 나라를 어지럽히는 원인이다"고 말한다면, 한

가지 물어보고 싶다. 삼대(하, 은, 주 시대)의 황금시대에는 백성은 세금도 내지 않고 부역도 하지 않았던 것인가? 당시의 군주나 대신들은 손수 밭을 갈아서 먹었던 것인가?

포군은 굶주림과 추위가 한꺼번에 엄습해 오면 태연히 그것을 감수할 인간이 없다는 것만을 알고 있다. 그런데 어찌하여 백성이 '의식(衣食)이 풍족하면 영욕(榮辱)을 안다'[68]고 하는 것을 알지 못하는 것인가?

포군이 말했다.

왕이라고 하는 것은 깊은 못에 닥아서는 것과도 같다.[69] 또는 호랑이 꼬리를 밟는다[70]고 하는 비유(譬喩)가 있듯이 많은 위험을 느끼고 있다. 설잠을 자다가 새벽이 되면 기다렸다는 듯이 일을 시작하고, 해가 높이 뜬 다음에야 늦은 아침을 든다. 도대체 무엇 때문에 그렇게도 두려워하는 건가?

포박자가 반박했다.

만약 정말로 그렇다고 하면, 그야말로 성군(聖君)이다.

왕의 염려하는 바는 자신이 마음이 교만하거나 사치스러운 것이나 아닌지, 현자(賢者)가 중용되지 않았는가, 아니면 자기가 등용한 신하가 현명하지 못하는가 등의 생각들이다.

하(夏)나라의 걸(桀)은 하늘의 태양을 가리키면서 자기의 치세(治世)를 태양처럼 무궁할 것이라 했다.[71] 진(秦)나라 시황제는 진왕조가 만세(万世)에 미칠 것이므로 같은 시호

(諡號)의 제왕이 되지 않을까 염려하여 시호 대신에 이세황제(二世皇帝), 삼세황제라고 부르도록 했다.[72] 그리하여 결국 멸망을 초래했고 뒷사람들의 비웃음을 사는 바가 되었다.

만약 진정으로 위험을 두려워하여 온종일 몸을 삼가하고, 널리 간언(諫言)하는 바를 받아들이고, 비록 초부(樵夫)의 말이라 할지라도 귀를 기울이며 노인을 존중하여 그 의견을 물었다고 한다면, 모든 나라의 정사가 그릇칠 염려가 없고, 백관이 온당치 못한 행동을 하지나 않을까 하는 걱정은 안 해도 될 것이다.

대저 군주가 전전긍긍(戰戰兢兢)하면 훌륭한 정치가 펼쳐지고, 태만하고 탐닉하면 불상사가 발생하기 마련이다. 하물며 군주제를 없애버리고 나라가 어지러움을 수습할 수 있겠는가?

포군이 말했다.

왕이 된 자가 진기(珍奇)하고 상서로운 것을 탐닉하여 먼 땅에서부터 이를 유치(誘致)하고자 한다. 상서로운 것으로 자신의 턱을 숭상하게 하고, 위광(威光)을 과시하기 위하여 아직 정복하지 않은 나라들을 현혹하여 복종시키려는 생각이다. 그러나 하얀 꿩[73]과 옥환(玉環)[74]에 종종 출현한다고 하여, 일반의 백성들에게 무슨 덕이 되겠는가?

포박자가 반박했다.

무릇 왕의 덕망이 하늘에 이르면 천상에 상서로움이 나

타난다. 그 덕이 지상에 내려오면 땅 위에는 길조(吉兆)가 일어난다. 예를 들면 축하하듯 별들이 빛을 비추어 달이 밝도록 도와주고, 태양 둘레를 오색의 무리(테)가 맴돌아 햇빛을 더욱 밝게 하며, 영조(靈鳥—봉황)가 아각(阿閣)에서 짝지어 울며, 황금색 솥이 연못 밑바닥에서 휘황하게 빛나고 있다. 설령 아무리 빈다 해도, 아무리 값비싼 물건을 바친다 해도 그러한 현상을 일으킬 수 있겠는가.

왕망(王莽)[75]은 간사하고 교활한 자로서, 일찍부터 반역을 꾀했으며, 혼란한 천하를 태평한 것처럼 보여서 조야(朝野)를 현혹시켰다. 때문에 외국에 돈을 보내어 상서로운 물건을 보내도록 한 것이다. 이러한 예를 가지고 고대의 상서로움이 모두가 이와 같은 것뿐이라고 할 수 있겠는가!

대체로 1장 남짓한 꼬리를 보면 그것이 1척 정도의 몸둥이에 붙어 있는 것이 아니라는 것을 금방 알 수 있다. 8척의 이빨(象牙)을 본다면, 그것이 두세 촌밖에 안 되는 입 안에서 나온 것이 아니라는 것을 알 수 있다.

그러므로 서왕모(西王母)가 사람을 시켜 옥가락지를 보내왔다[76]는 것으로도 순(舜)의 교화가 천계에 이르고, 아무리 먼 곳에 사는 백성이라 할지라도 따르지 않는 이가 없다는 것을 잘 알 수 있다. 월상(越裳)씨가 몇 번씩이나 통역을 통하여 '하얀 꿩'을 헌상했다[77]는 것만으로도 주공(周公)의 은혜가 외국에까지 미치고, 은택이 한없이 미쳤다는 것도 충분히 짐작할 수 있다.

대체로 멀리 있는 나라는 무력(武力)으로 정복될 수 있는 것이 아니다. 만족(蠻族)은 위세(威勢)로 억누른다 해서 복

종하는 것이 아니다. 어진 정치를 베풀지 않으면 위와 같
은 현상은 결코 일어나지 않는다. 그것을 포군은 어찌하여
무용한 것이라 하는가?

무릇 주 왕실(周王室)은 서왕모의 옥가락지를 받지 않으
면 안 될 정도로 옥이 없는 것도 아니다. 또 월상씨(越裳氏)
의 꿩을 받지 않으면 요리를 못할 정도로 곤궁한 것도 아
니다. 그럼에도 불구하고 서왕모의 옥가락지와 월상씨의
꿩을 받아들인 것은 참으로 이러한 현상이 천하태평의 조
짐이기 때문이다. 즉, 위로는 가혹한 정책이 없고, 아래로
는 생활에 곤궁한 백성이 없다. 기어다니는 벌레, 날으는
새, 달리는 짐승, 이 모두가 기뻐하는 것이다. 나라를 다
스리는 지로시 이 이상 바람직한 일이 또 어디 있겠는가!

포군은 이것을 "백성을 구함에 아무런 이익이 없다"고
말한다. 본시 연원(淵源)이 심원하고 본체(本體)가 웅대한
것은 쉽게 알아볼 수 없는 것이다. 포군이 그렇게 말하는
것도 무리는 아닌 것이다.

포군이 말했다.
인군(人君)은 언제 어느 때 반란이 일어날지 몰라서 가슴
을 조이며, 그것에 대비하여 성(城)을 견고히 한다.

포박자가 반박했다.
왕후(王侯)가 험준한 방위 시설(方位施設)을 하는 것은
《주역(周易)》[78]에도 칭찬하고 있다. 성을 견고히 하는 것을
왜 비난하는지 나로서는 알 수 없다.

무릇 천지가 분리되고 만물이 발생한 때부터 정사(正邪)의 차별은 존재했다. 성인(聖人)은 흉악한 인간이 나오는 것은 오히려 당연한 것이며, 오직 상지(上知)와 하우(下愚)만은 변하지 않는다.[79] 그것은 마치 봄날 햇살이라 할지라도 시든 나무에 꽃을 피울 수 없고, 한여름의 태양이라 할지라도 쇠붙이와 돌을 녹일 수 없는 것과 마찬가지라는 것을 알고 있다. 그리고 요염한 자태가 간음(姦淫)을 부추기고, 허술한 문단속이 도둑을 불러들인다[80]는 것을 잘 알고 있다. 그러므로 감괘(坎卦)를 본따서 범죄를 미연에 방지하려고 했다.[81] 즉, 문을 몇 겹으로 굳게 닫고 딱딱이를 치면서 야경(夜警)을 돌고, 군대를 훈련시켜서 난폭한 침입자들의 변고를 막도록 한 것이다.[82]

그런데 포군은 그러한 방비를 필요없다고 하는데, 도대체 그 이유가 무엇인가? 물소(水牛)에는 뿔이 있다. 봉황에는 발톱이 있다. 어느 것이나 하늘이 준 것이다. 만약을 위해서 매일 사용할 필요야 있겠는가! 벌과 전갈은 독침을 지니고 있어 그것으로 자신을 보호한다. 영리한 기러기는 갈잎을 물고 와서 그물을 막는다.[83] 너구리는 굴을 구불구불하게 만들어 날카로운 창으로도 찌를 수 없게 한다.[84] 무소는 원진(圓陳)을 쳐서 호랑이나 표범 따위의 습격을 물리친다.

짐승들도 이러하거늘, 하물며 포군은 적의 예리한 칼을 막고, 돌진해 오는 창끝을 멈추게 하기 위하여 갑주(甲冑)를 버리고, 성과 연못을 부수려 한다. 만약 갑주를 버린 후에도 날카로운 칼날이 멈추지 않고, 성과 연못을 부순

후에도 창끝이 몰려온다고 하면, 공수반(公輸班)과 묵자(墨子)[85]라 할지라도 몸을 보존할 수는 없다. 도대체 그대는 어떻게 할 것인가?

어떤 사람이 말했다.
만약 갖고 싶은 물건이 없다면 성과 연못을 견고히 하지 않는다 할지라도 적은 공격해 오지 않을 것이다.
포박자가 말했다.
대저 사람이 욕심내는 물건은 비단 황금이나 보옥(寶玉)에 한한 것은 아니다. 사소한 이익이라 할지라도 어리석은 백성들은 그것을 갖고자 한다. 월(越)나라 사람이 큰 싸움을 벌리게 된 것도 뱀의 분배가 공평하지 않다는 데서 비롯되었다.[86] 오(吳)와 초(楚)가 다투게 된 것은 변방의 여자가 한 그루의 뽕나무 잎을 빼앗은 데서 일어난 것이다.[87] 굶주림이 심하면 사람들이 서로 잡아먹는 경우까지 있다.[88]

멀게는 포후(甫候)[89]와 자고(子羔)[90], 가깝게는 우공(牛公)[91]과 장석지(張釋之)[92] 등은 진실을 살펴서 신중하게 처벌하였다. 그 조사는 미세한 부분에까지 미쳤다. 그리하여 사형에 처한 자라 할지라도 한마디 불평도 없이 오히려 그 덕을 노래했고, 다리를 베거나 코를 베는 형벌을 받은 자들도 죽을 때까지 그것을 원망하는 소리가 없었다. 이들 명재판관은 모두가 군주가 없었던 시대에 나온 것이 아니다.

옛날 처가 없는 사나이(순의 시대)가 하층 사회에 있는 것을 사악(四岳)⁹³⁾이 그 덕을 인정하여 요(堯)에게 추천했다. 이와 같이 남이 알아주지 않는 인물이 속세에 묻혀 있는 것을 발굴하자, 우수한 신하가 모두 등용되었다.⁹⁴⁾ 혹은 소를 잡던 칼을 버리고, 혹은 낚싯대를 버린 사람도 있다.⁹⁵⁾ 토목공사에 사용하던 판자나 망치를 버리고 조정에 승진한 자도 있다.⁹⁶⁾ 소치기의 신분에서 일약 대신(大臣)으로 출세한 사람도 있다.⁹⁷⁾ 도망자의 신세에서 대장(大將)으로 발탁된 사람도 있다.⁹⁸⁾ 형백유(荊伯柳)는 자기의 원수를 출세시켰고, 해호(解狐)는 원한 있는 상대를 추천했다.⁹⁹⁾ 방회(方回)는 머리를 땅에 박고 선비를 불렀으며,¹⁰⁰⁾ 금식(禽息)은 머리를 부수어 자살하면서까지 현인을 추천했다.¹⁰¹⁾ 그대에게 묻건대, 그 시대에 군주가 있었는가, 없었는가?

또 그대는 '논밭이 황폐하여 쌀곳간이 텅텅 빈 것은 모두 군주의 존재가 그 원인'이라고 했다. 그러나 군주가 밭을 못 쓰게 하는 잡초라고 할 수도 없을 뿐더러, 조정의 신하가 곳간의 쌀을 축내는 참새나 쥐라고 할 수도 없다. 결국은 운이 나빴던 탓이다. 즉 홍수(洪水), 한발(旱魃), 역병(疫病) 등으로 흉작이 되었을 뿐, 부역이나 세금이 그 원인인 것은 아니다.

홍범(洪範)¹⁰²⁾의 팔정(八政)¹⁰³⁾에는 식(食)을 그 첫머리에 들었고, 식이라는 것은 백성들에게 있어서는 하늘이라고 부르기까지 했다.¹⁰⁴⁾ 그리하여 후직(后稷)¹⁰⁵⁾은 천자의 몸으로 손수 벼를 심었고, 순(舜)은 천자의 사위였지만 몸소 역산(歷山)에서 밭을 갈았다. 그 결과 풍년에는 기장이 많았고, 찰벼도 많았다.[106] 우리 곳간에는 이것이 억(億)이다.[107] 전부터 저축했기 때문에 백성들은 묵은 쌀로 밥을 먹는다.

한(漢)의 백공(白公)이 운하(運河)를 개통하자, 염분이 많던 토지도 옥토로 변했다. 소보(邵父)가 양능(陽陵—섬서성)의 제방을 만들자, 곡물은 산처럼 쌓이게 되었다.[108] 초(楚)의 손숙오(孫叔敖)가 기사(期思)의 강물을 우루(雩婁)의 들에 끌어들이자, 집집마다 쌀이 섞을 정도로 풍부했다.[109] 한(漢)의 조과(趙過)가 소를 사용하여 세 개의 쟁기를 끌 수 있는 묘안을 생각해내어 관서(關西) 지방은 그 덕택에 풍요로워졌다.[110] 후한(後漢)의 임연(任延)이 구진(九眞—베트남)의 백성들에게 농업을 가르쳤기 때문에 그 백성들은 배부르게 먹을 수 있었다.[111]

이러한 일들이 과연 왕이 없던 시대의 것이었던가?

■ 譯註

주1. 하늘이 ~ 군주를 세웠다.
《左傳》文公十三年.
주2. 산 새의 꼬리.
무사들의 관(冠)에 붙인다.

주3. 털을 뽑는 일.
'털은 기물(器物)을 장식하는 데 사용된다.
주4. ~ 효자가 돋보인다.
《老子》
주5. ~ 집으로 돌아와 잔다.
《列子》仲尼篇.
주6. ~ 차별을 잊어버린다.
萬物玄同相忘於道. 玄同은 자타의 구별이 없는 것. 평등관(平等觀)으로부터 차별관(差別觀)을 타파해야 된다는 주장. 그러한 이론은 왕통(王通)에 의해서 확립되었다(文中子). 그러므로 만물은 서로 다르면서 자타의 구별이 없는 평등 속에서 진정한 자연의 도를 실현할 수 있다는 말이다.
주7. ~ 배를 두드리며 노닌다.
《莊子》馬蹄.
주8. ~ 마음이 어지러워진다.
《老子》
주9. 圭.
윗부분이 뾰족하고 아래가 사각형으로 된 구슬. 주로 봉후(封侯), 제신(祭神), 빙문(聘問) 등의 행사 때에 그 표시로 천자가 사용했다.
주10. 璋.
圭를 반쪽으로 쪼갠 구슬로 된 홀(笏). (《詩經》小雅斯干)
※ 圭璋은 예식 때 사용되는 장식용 구슬.
주11. ~ 사람을 태워 죽였고
주(紂)는 익후(翼候)를 화형(火刑)에 처했다.

주12. ~ 벌을 주었으며

桀은 관용봉(關龍逢)을 살해했다.

주13. 제후를 건육하였고

紂는 악후(鄂候)를 건육했다.

주14. ~ 염신하였으며

紂는 구후(九候)를 염신했다.

주15. 인간의 심장을 도려냈고

紂는 비간(比干)의 심장을 도려냈다.

주16. 죄없는 백성의 발을 잘랐고

紂는 추운 겨울에 강을 건너려는 백성을 보고 얼마나 튼튼한 정강이인가 하고 그 사람의 다리를 잘랐다.

주17. 포락지형.

포락은 옛 고대의 형벌의 하나. 즉, 기름을 바른 구리 몽둥이를 타는 불 위에 걸쳐 놓고 죄인을 걸어가게 하는 것(《十八史略》殷).

주18. ~ 본질을 타나내고 있다.

《易》繫辭上

주19. 망을 짜서 ~ 가르치고

伏義氏(복희씨).

주20. 태양을 ~ 가르치며

燧人氏(수인씨).

주21. 풀을 씹어서 ~ 구분하게 하고

神農氏(신농씨).

주22. 지붕을 ~ 피하는 법을 가르치는

伏義氏.

주23. 太階星.
천하의 상, 중, 하의 계급을 상징하는 별.
주24. 景星.
반월 모양으로 보이는 큰 별. 제왕에게 공평한 덕이 있으면 나타난다고 한다.
주25. 老人星.
하늘의 뜻에 응하여 명군(明君)이 있으면 그 위에 나타난다고 한다(《瑞應圖》).
주26. 용을 길들이거나
순(舜)의 시대에 용을 기르는 환용씨(豢龍氏)라는 관직이 있었다고 한다(《左傳》昭公 二十九年).
주27. 봉황을 길들이며
순(舜) 시대의 맹휴(孟虧).《括地圖》.
주28. ～ 용이 물고 오거나
하도(河圖)를 말한다. 河圖는 伏羲氏 때 황하(黃河)에서 출현한 용마(龍馬―丈八尺의 말). 하도의 등에 기록되어 있는 일종의 그림으로, 역(易)의 팔괘 이론(八卦理論)의 근본이 된 것(《易經》繫辭上).
주29. ～ 그림으로 나타나고
락서(洛書)를 말함. 洛書는 우(禹) 때 洛水에 출현한 신비스러운 거북의 등에 새겨진 글로서, 홍범(洪範)의 기초가 된 것(易書).
주30. ～ 물결 속에서 뛰어오르고
《河圖挺佐轉》에는 대노어(大盧魚)가 황제(皇帝)에게 가져왔다고 하며, 또《龍魚河圖》에는 황룡(黃龍)이 등에 지고 나

왔다고 한다.

주31. 붉은 새가 ~ 떨어뜨린다.

공자(孔子)는 붉은 참새로부터 단서(丹書)를 받았다 한다 (《春秋演孔圖》).

주32. ~ 불어 일으켜세웠다.

《書經》全滕.

주33. ~ 서로 다툴 수 있다.

《莊子》齊物論.

주34. 도척.

옛날의 유명한 대도.

주35. 伯夷·叔齊.

고죽국(孤竹國)을 양보하고 출분했다.

주36. 柳下惠.

노(魯)의 현인. 여인과 함께 잤어도 범하지 않았다 한다.

주37. ~ 만물이 생겨났다.

음 -- 과 양 — 의 이원에서부터 ⚌⚍⚎⚏ 의 사상(四象) 이 생기고, 거기서 ☰☱☲☳☴☵☶☷ 의 팔괘(八卦)가 되고, 팔괘가 모여서 만물이 이루어진다(《易》繫辭).

주38. 대신들은 교만해지고

원문은 「騎」로 되어 있는데, 잘못이다. 承訓本에 의해서 驕로 고쳤다.

주39. 鹿台.

주왕(紂王)의 보물창고.

주40. 거교.

주왕(紂王)의 미곡창고.

주41. 桃林.
하남성(河南省) 들판.
주42. ~ 백성들은 평화를 노래했다.
《史記》周本紀.
주43. 公儀休.
노(魯)의 대부(《史記》循吏傳).
주44. ~ 아욱을 뽑은 일이며
나라의 녹을 먹고 사는 사람이 이식(利殖)을 생각하면 안 된다는 뜻이 있다.
주45. ~ 휘장을 만든 일
《風俗通》卷二.
주46. 晏嬰.
제(齊)의 대부(《史記》本傳).
주47. 公孫弘.
한(漢)의 재상(《漢書》本傳).
주48. 季孫.
노(魯)의 가로(家老)(《左傳》成公十六年).
주49. ~ 겸양의 덕이라고 과장한 것
《莊子》도척.
주50. ~ 몸을 축이는 것과도 같다.
《莊子》文宗師.
주51. ~ 죄를 범하는 일이 없었다.
《筍子》正論.
주52. ~ 도적은 점점 늘어갔다.
《老子》

주53. ~ 홀연히 군대를 정비하며

《詩經》皇矣.

주54. ~ 군주를 섬기면 되는 것으로

《孝經》에 의한다.

주55. ~ 같은 말을 할 수 있다.

군주제(君主制)를 옹호하는 자들은 군주가 없는 사회는 부모에 대한 효(孝)도 없을 것이라는 기우를 가지고 있지만, 군주에 대한 충성을 부모에게로 돌린다면 이야말로 훌륭한 효가 될 것이다.

주56. 포박자가 말했다.

원문에는 이러한 표현이 없지만 문장의 앞뒤를 구분해 보면 이해될 것이다. 교어에 따라서 포박자의 반바으로 보고 이 말을 보충했다. 교어에 말하는 것처럼 이 부분에는 탈락이 있으리라 본다.

주57. ~ 옥을 골짜기에 버렸다.

《新語》術事篇.

주58. 여인으로서 도를 다스리다.

원문은「理陰陽敎爾」인데, 교어에 의해서 陽자를 삭제하고 해석했다.

주59. ~ 남자보다 많다.

《周禮》夏官(하관)·職方氏(직방씨)에 九州(구주)에 대하여 논하고 있는데, 楊州(양주)에 대해서는 그 백성은 2남5녀, 荊州(형주)에 대해서는 그 백성은 1남2녀라 하며, 전체적으로 보면 여자가 많다(《漢書》地理誌도 이것을 답습하고 있다).

주60. 籍田.

천자가 권농(勸農)의 의미에서 경작하는 전답.

주61. 命婦.

경(卿), 대부(大夫), 사(士)의 처.

주62. ～ 나라의 비용에 충당했다.

《孟子》滕文公上.

주63. ～ 곡식이 축적된다.

《禮記》王制에는 9년의 비축이 없으면 부족하고, 3년의 축적이 없는 나라는 나라가 아니라고 한다.

주64. ～ 퍼마시게 한 것

주왕(紂王)의 일을 말한다(《六韜》).

주65. ～ 세금으로 거두어들인 것

노(魯)의 선공(宣公)의 제도(《左傳》宣公十五年).

주66. ～ 방황할 수밖에 없다.

《易》屯卦.

주67. ～ 성기어도 잃지 않는다.

《老子》.

주68. 의식이 풍족하면 영욕을 안다.

《管子》牧民.

주69. ～ 다가서는 것과도 같다.

《詩經》小旻.

주70. 호랑이 꼬리를 밟는다.

《易經》履卦.

주71. ～ 태양처럼 무궁한 것이라 했다.

《尚書文傳》.

주72. ～ 부르도록 했다.

《史記》本紀.

주73. 하얀 꿩.

주공(周公)의 치세에 월상(越裳)씨가 헌납했다.

주74. 玉環.

순(舜) 때에 서왕모(西王母)가 바쳤다.

주75. 왕분.

전한(前漢)을 찬탈한 자.

주76. ~ 옥가락지를 보내 왔다.

《風俗通》.

주77. ~ 하얀 꿩을 헌상했다.

《孝經授神契》.

주78.

《易經》坎卦象傳.

주79. ~ 변하지 않는다.

《論語》陽貨.

주80. ~ 도둑을 불러들인다.

《易經》繫辭.

주81. ~ 방지하려고 했다.

坎卦(감괘)는 ☵를 두 개 겹친 괘, ☵에는 험(險)이 있다.

주82. ~ 막도록 한 것이다.

《易經》繫辭下.

주83. ~ 그물을 막는다.

《淮南子》脩務訓.

주84. ~ 찌를 수 없게 한다.

同上.

주85. 공수반, 묵자.

방어전술(防禦戰術)을 연구했다. 두 사람은 그 점에서 서로 적수였다.

주86. ~ 비롯되었다.

《淮南者》精神訓에는 월인(越人)이 뱀을 즐겨 먹었다고 한다.

주87. ~ 일어난 것이다.

《史記》吳世家.

주88. 굶주림이 ~ 경우까지 있다.

원문은 그 아래에 「素手裸跣」의 네 자가 있어 「遠則甫候子羔」이 되는데, 뜻이 통하지 않는다. 「素手裸跣」의 아래에 상당히 긴 탈문이 있을 것이다. 또한 교어는 '먼 옛날……' 이하는 원래 전편의 전반부에 있는 것이 아닌가 한다.

주89. 甫侯.

주(周) 선왕(宣王)의 신하. 《書經》呂刑篇의 작자.

주90. 子羔.

공자(孔子)의 제자. 위(衛)의 사법관이 되었다.

주91. 牛公.

한(漢)의 지방관. 평생을 통하여 한 번도 무고한 사람에게 형을 과한 일이 없다.

주92. 張釋之.

한(漢)의 문제(文帝) 때의 명재판관.

주93. 四岳.

요(堯)의 신하로 의화(義和)의 네 아들. 사방의 제후들을 다스렸다.

주94. ~ 모두 등용되었다.

《書經》堯典.

주95. 낚싯대를 버린 사람도 있다.

주(周)의 태공왕을 말한다.

주96. ~ 승진한 자도 있다.

은(殷)의 부열(傅說)을 말함.

주97. ~ 출세한 사람도 있다.

위(衛)의 영척(寧戚) 등.

주98. ~ 발탁된 사람도 있다.

한(漢)의 한신(韓信).

주99. ~ 상대를 추천했다.

이것은 작자의 오류기 이닌가 힌다. 《韓非子》外儲說上下에는 조(趙)의 解狐가 자신의 적인 荊伯柳를 조간자(趙簡子)에게 추천한 것이 보인다.

주100. ~ 선비를 불렀으며

요(堯) 시대에 方回라고 하는 사람이 있지만, 이 설화는 미상.

주101. ~ 현인을 추천했다.

禽息은 진(秦)나라 사람. 백리혜(百里鷄)을 추천했다(《論衡》儒增).

주102. 洪範.

《書經》의 편명.

주103. 八政.

정치를 함에 있어서의 팔대 요소. 즉 식(食), 화(貨), 제(祭), 사도(司徒), 사공(司空), 사구(司寇), 빈객(賓客), 군대(軍隊).

주104. ~ 부르기까지 했다.

《漢書》여식기전.

주105. 后稷.

주(周)의 시조. 농업을 백성에게 가르쳤다.

주106. ~ 찰벼도 많았다.

《詩經》豊年.

주107. 우리 ~ 억이다.

《詩經》楚茨.

주108. ~ 산처럼 쌓이게 되었다.

《漢書》循吏傳.

주109. ~ 썩을 정도로 풍부했다.

《淮南者》人間訓.

주110. ~ 덕택에 풍요로워졌다.

《齊民要術》.

주111. ~ 배부르게 먹을 수 있었다.

《後漢書》循吏傳.

권 49
(知止)
지지

　지지(知止)라는 것은 멈출 때를 안다는 뜻이다.
　세상에는 모든 일에 있어서 그 시기가 있다고 한다. 적기(適期), 또는 적시(適時)라는 것이다. 사람이 나서야 될 때도 그 시기가 있으며, 물러날 때도 적당한 때가 있다. 그러한 때를 알면 치욕(致辱)을 면할 수도 있으며, 또 행운을 만날 수도 있다.
　그러므로 포박자도 만족할 줄 모르는 것보다 더 큰 재화(災禍)는 없으며, 적당한 시기에 멈출 줄 아는 것보다 행복한 것은 없다고 역설한 것이다.
　이 편에서는 수많은 사람들이 영달과 부귀에 미련을 두어 결국 비참한 최후를 맞이하게 되는 풍부한 예가 실려 있다. 또 현인이나 달인들이 위대했던 것은 그칠 때 그치고 일어설 때 일어선 바른 처신에 있다는 예를 들면서 그것의 중요성을 역설하였다. 또 이러한 처신은 심히 어려운 일이나 그 지표적인 방법으로, 공을 세우면 물러날 것을 생각하고, 비록 공을 세웠다 해도 상을 받는 일을 피하면 된다는 요령을 일러주고 있다.

우주 안에 있는 모든 것은 시작이 있으면 끝이 있고, 차면 기울어진다. 이러한 우주적인 천리는 곧 그 속에 살고 있는 인간으로서도 마땅히 명심해야 된다. 즉 도가 철리는 인류의 규범에도 좋은 자료를 안겨주고 있다.

궁달(窮達)

궁달(窮達)은 빈궁(貧窮)과 영달(榮達)이란 뜻이다. 즉 곤경에 처해 있는 경우와 입신출세한 경우를 대칭적으로 결합한 말이다. 궁통(窮通)이라고도 한다.

중국의 유명한 문호(文豪)였던 백거이(白居易)는 불우한 처지에 놓이거나 입신출세하는 것은 그 사람의 운명이라 했다(窮通各有命). 또 역사가인 반표(班彪)는 그의 왕명론(王命論)에서 같은 말을 했다. 포박자도 궁달(窮達)에 대해 행·불행은 시운(時運)이고, 우·불우는 그 사람의 운명이라 했다. 그러므로 빈궁하다 하여 세상을 원망할 필요도 없으며, 타고난 운명이란 것을 알면 가난을 한스러워할 것이 없다고 했다.

사람이 출세하는 데는 여러 가지 조건이 있을 수 있다. 한가지 예를 든다면, 실력과 경험과 시기이다.

자기에게 맡겨진 일을 유감없이 처리하려고 하면 실력을 쌓아야 한다. 그리고 그것의 응용과 도리를 숙달하려면 경험을 쌓는 것이 필요하다. 그러나 이 두 가지를 완비했다 해서 반드시 성공하는 것은 아니다. 그러한 잠재 능력을 필요로 하는 세상이 다가와야 한다. 시기가 도래되어야 하는 것이다. 그때에야 비로소 세상에 공을 세울 수가 있는 것이다.

그러므로 세상의 이치를 알면 알수록 불우하거나 빈궁함을 한스러워하지 않게 된다. 제삼자의 입장에서 보면 매우 애석한 일로 여기지만, 실상 본인은 아무렇지도 않은 것이다. 언제나 때가 오면 기량을 발휘할 것이고, 불행히 평생 동안 기회가 오지 않는다 해도 그것을 애태울 필요는 없는 것이다.

증언(重言)

증언(重言)은 말을 신중히 한다는 뜻이다.

말을 신중히 한다는 것은 대인관계에 있어서 하나의 철칙이라 해도 좋을 것이다. 사람의 생각을 전달하는 것이 말이라고 할진대, 그 태도는 신중을 기하는 것보다 더 좋은 것은 없으리라 본다. 이 편은 현박 선생(玄泊先生)의 명언을 통하여 제자들의 궁금증을 풀어주는 형식으로 펼쳐진다.

즉, 말은 상대에 따라 할 수도, 하지 않을 수도 있다. 자기 말을 이해할 수 있는 사람과의 대화는 즐거운 일이지만, 그렇지 못한 사람은 마치 장님에게 그림을 설명하고, 귀머거리에게 명곡을 들려주는 것과도 같다. 그러므로 노자의 말처럼 많이 가지면 반드시 크게 잃어버린다. 한번 밖으로 흘러나온 실언(失言)은 돌이킬 수 없으므로 대음(大音)을 위해 목소리를 아끼어 식자들의 평가를 기다리는 것이 좋다.

이상이 선생의 주장이다.

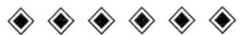

포박자가 말했다.

재화(災禍)를 말한다면 만족할 줄 모르는 것보다 더 큰 것은 없으며, 행복(幸福)을 논한다면 적당한 시기에 멈출 줄 아는 것보다 더한 것은 없다. 넘쳐 흐를 만큼 가지고 있으면서도 공허한 듯 살아가는 것이 온전한 방책이라 할 것이다. 헛되이 즐기면서 영화(榮華)을 누리고자 함은 구조할 수 없는 위험한 길이다. 선권(善卷),[1] 소보(巢父), 허유(許由),[2] 관영(管寧), 호소(胡昭)[3] 등은 모두가 구름을 타고 높이 날았고, 용(龍)과 봉황을 따라 어디론가 자취를 감추었다. 향기로운 먹이 속에 작침(釣針)이 숨겨져 있다는 것을 살펴보고, 길을 가던 수레가 뒤집힌 것을 깨닫고, 위험한 길을 피하여 멀리 안전한 길을 갔다. 그런 덕택에 첨하(詹何)[4]의 낚싯줄에 걸리는 화를 면할 수 있었다.

이러한 사람이야말로 형체가 밖으로 나타나기 전에 희미한 빛을 보고도 생각해내며, 아직 서리가 내리기도 전에 얼음이 얼 것을 알며,[5] 그대로 두면 불이 날 것을 알고 땔

나무를 옮기고 굴뚝을 구부리며,[6] 폭풍이 불어오기 전에 미리 배들을 한곳에 붙들어 매고, 낚싯바늘에 달아 맨 아홉 마리의 거세(去勢)된 소를 보고 물 속에 깊이 가라앉히며,[7] 쑥이 우거진 숲을 보고 그물을 조심스럽게 높이 올리며, 갈대의 이삭 끝에 집을 짓는 물새들의 어리석음을 피하고,[8] 곧 무너져 내릴 듯한 절벽 아래에 눕지 않는 사람들이다.

 그들은 한결같이 기량(器量)이 광대하여, 사물의 조짐과 그 결과를 빤히 내다본다. 보통사람들과는 달리 자기 스스로의 길을 걷고, 세속의 욕심 따위에 끌리는 일이 없다. 정신은 대자연과 화합하여 마음은 언제나 만물을 잊는 무아의 상태이다. 아무리 인간이 탐내는 물질이라 할지라도 그 순수함을 추호도 어지럽힐 수 없다. 세속의 인간관계도 그 맑은 심성을 흐리게 할 수는 없다.

 그러나 이와 같은 사람이 저절로 태어나는 것이 아니라면, 그 절묘한 법을 따라가기는 참으로 어려운 일이 아닐 수 없다. 다만 생각할 수 있는 것은, 공을 세운 자는 스스로 물러나는 것이 상책인 것[9]과, 공로가 큰 사람은 결코 상을 받지 않는다는 것이다. 즉, 민첩한 토끼를 잡고 나면 사냥개는 이제 쓸모없이 되어버리고 말 것을 알고, 공중을 나는 새를 쏘아 떨어뜨리고 나면 아무리 양궁(良弓)이라 해도 버려지기 마련이라는 것을 깨닫게 된다.[10] 팽월(彭越)과 한신(韓信)[11]의 선견지명(先見之明)을 본받아 스스로 물러날 것을 생각해낸다. 월(越)나라 대부인 종(種)[12]이 시세(時勢)에 어두웠던 예를 보고 동상(銅象)만을 남기고 물러나는 것이 현명하다고 생각했다.

　오호(五湖)에 배를 띄우고 어디론지 자취를 감춘 범려와 왕망(王莽)의 난을 피하여 절조를 깨끗이 지켰던 설방(薛方),[13] 명예와 벼슬이 한창 상승해 갈 때 인끈을 내던진 소광(疏廣)과 소수(疏受),[14] 그리고 "나이 칠십인데도 아직 벼슬자리에 있는 것은 물시계에 물이 떨어졌는데도 밤길을 계속가는 것이다"는 말을 남기고 사직한 전예(田豫)[15] 등은 조정에 있을 때는 너무 높이 올라간 용과 같이 후회할 일[16]도 없고, 물러나서는 강을 건너다 꼬리를 물에 적신 여우의 실패[17]도 없다. 청결한 품위는 청년의 먼지를 털어내기에 족하며, 높은 덕을 칭송하는 소리는 후인(後人)의 미혹함을 깨우쳐 주기에 충분하다. 이것을 진번(陳蕃)이나 두고(竇固)[18]에 비한다면 얼마나 격차가 심한가!

　조그마한 지혜로 커다란 계획을 세웠다가 실패한 자도 있다. 채가 약한 수레에 과중한 짐을 싣고 가다가 수레가 망가지는 일도 있다. 홀로 정의(正義)를 부르짖다가 부정한 도당들에게 비난을 받게 된 자도 있다. 충성을 다 바쳐 일했지만 두 다리를 걸친 자에게 비평을 받은 자도 있다. 혹은 뛰어난 계략(計略)을 세웠지만 조조(晁錯)처럼 화를 당한 자도 있으며,[19] 마음을 다하여 노력했지만 오기(吳起)처럼 살해된 예도 있다.[20] 그러므로 천지간에 아무리 두려워 몸을 사린다 해도 역시 화를 면할 수는 없었다.

　주공(周公)은 추방되었고,[21] 공자(孔子)는 노(魯)를 떠나갔으며,[22] 가의(賈宜)[23]는 지방으로 좌천(左遷)되고, 사마천(司馬遷)은 죄도 없이 궁형(宮刑)에 처해졌다.[24] 제(齊)를 평정했던 악의(樂毅),²⁵⁾ 초(楚)를 격파한 오자서(伍子胥),²⁶⁾ 백전백승하여 국경을 넓혔던 백기(白起),²⁷⁾ 아홉 개의 방책을 마련하여 월(越)을 천하의 패자(覇者)로 만들었던 문종(文種),²⁸⁾ 천하를 덮을 만큼 무훈(武勳)을 세웠던 한신(韓信), 처자가 항우(項羽)에게 살해된 것을 알고 한고조(漢高祖)를 도왔던 경포 등은 영예(榮譽)는 얻었다고는 하나 얼마 안 가서 치욕을 당해야만 했다. 이러한 화를 피하는 것도 모르고서야 어찌 지자(智者)라 할 수 있겠는가. '신하가 되는 것도 쉽지 않다'²⁹⁾고 하지만, 신하가 되는 길도 한 가지만은 아니다. 요컨대 주군(主君)을 택하는 것이 중요하다. 자기 자신은 믿을 것이 못 된다. 그 증거는 전술한 사람들이다.

 조정에서 은퇴(隱退)하여 뛰어난 후진들에게 길을 열어주는 일이야말로 결백한 일일 뿐만 아니라 안전(安全)한 일이기도 하다. 미명(美名)이 훌륭한 결실(結實)을 맺었다면 이보다 더한 복은 없을 것이다. 그런데도 불구하고 이러한 방법을 취한 사람은 만에 하나도 없다. 길흉(吉凶)이라는 것은 자신이 스스로 초래하는 것인즉, 어찌 소홀히 생각할 수 있는가.

 귀에 거슬리는 말을 즐겨 들으려는 사람은 매우 드물다. 간언(諫言)을 올리어 영예를 기대한다 해도 다음 순간 자신에게 화가 내려진다. 상대방의 비방을 막을 여가도 없다. 어찌 그것이 거두어지기를 바랄 수 있겠는가!

 무릇 주살을 하늘로 쏘아 난무(亂舞)하면 영조(靈鳥)는 날개를 돌려 피해 가고, 함정이 지름길에 놓여 있으면 기린은 결코 가까이 하지 않는다.

바램이 너무 극한적이어서는 안 되며, 욕심을 채우려고 해서는 안 된다. 달인(達人)은 도덕으로써 마음 속의 모든 욕망을 다스렸다. 계략(計略)을 상진하여 그것을 도모하고자 하는 자라면, 최소한 군주를 위한 충성에서 비롯되어야만 한다. 자기의 명예욕(名譽欲)[30]을 만족시키기 위한 헌책(獻策)으로 거짓이어서는 안 된다.

대개 만족함을 아는 자는 언제나 만족하지만,[31] 만족함을 모르는 자는 아무리 만족하려 애써도 결코 만족할 수가 없다. 한상 만족하게 느끼는 자는 복이 저절로 따라오지만, 만족하지 못한 자는 화가 모여들기 마련이다.

예를 들면 식욕(食欲) 같은 것은 생명을 보존해 주는 수단이 되지만, 이것도 너무 과도하면 생명을 해치고 만다.[32] 옛날 송(宋)나라의 한 사람은 밭에 심었던 모종이 좀처럼 자라지 않는 것을 안타깝게 여겨서 그것들을 하나하나 잡아다녔고,[33] 영 지방의 어떤 사람은 가죽을 빨리 무두질하려고 그것을 사방으로 잡아당겼다. 빨리 그것을 마무리하려는 심사에서 그랬지만, 실제로는 모종이 시들고 가죽이 찢어지는 결과를 낳았다. "나아갈 줄만 알고 물러설 줄은 모른다"[34]는 말은 바로 이를 두고 한 말이다.

대저, 달리는 말을 채찍질하기만 하고 멈추지 않으면 거의가 떨어져 버린다. 파도를 헤치면서 쉬지 않고 나가기만 하면 익사하지 않는 이가 드물다. 칼장난을 쉬지 않고 계속하면 그것이 원인이 되어 다치기 쉽고, 깍고 치는 행위가 계속되면 그 물건은 결국 망가지고 만다. 차면 기울어지는 것은 자연의 섭리이다. 주(周)나라 종묘(宗廟)에 놓아 둔 의기(欹器)35)가 어찌 나를 속이겠는가.

그러므로 양유기(養由基)36)가 버드나무 잎을 향하여 잇따라 활을 쏘는 것을 보고 지나는 행인이 적당히 멈추지 않으면 숨이 막혀서 죽게 될 것이라 했고,37) 동야자(東野子)가 마차를 거칠게 몰고 있는 것을 본 안회(顔回)는 말이 힘을 다했기 때문에 곧 죽게 될 것이라고 에언했다.38) 참으로 성공한 후에 오랫동안 그 상태를 유지한다는 것이야말로 어려운 일이 아닐 수 없다.

대체로 술을 마신 사람이 모두 주정을 부리는 것은 아니다. 다만 그런 사람이 많다는 것뿐이다. 부귀(富貴)한 사람이 모두가 위험에 빠진다고 할 수는 없다. 다만 위험에 빠지는 일이 종종 있을 뿐이다. 지자(智者)는 화나 복이 일어나기 전에 사태를 미리 판단하고 털끝만한 징후가 보일때 화(禍)라고 하는 나무를 베어버린다.

우리들의 몸이 장기의 말을 쌓아올리듯 위험한 때에도 고상한 의논(議論)을 토해내지 못하고, 여우의 무리 속에서 갓옷을 만들 것을 상의하지는 않는다.39) 옛 현인은 광인(狂人)을 흉내냈고,40) 바보 행세를 하기도 했다.41) 그러나 그것이 어찌 즐거워서 그랬겠는가. 시대가 그렇게 만든 것으로, 어쩔 수 없는 일이었을 것이다.

이렇게 생각해 본다면 산 속 깊이 달아났지만 육지에서 파도에 삼켜지거나, 물 속 깊이 숨었지만 물 속에서 불에 타죽게 된 자도 있다.

예를 들면 공승은 왕망(王莽)에게 불려가서 단식하다가

죽었고,[42] 이업(李業)은 공손술(公孫述)[43] 앞에서 벼슬과 독주의 선택적인 강요를 당했을 때 기꺼이 독주를 마시고 죽었다.[44] 이것은 눈에 보이는 자취를 감추지 못하고, 그림자를 완전히 없애지 못했기 때문이다. 만약 걸어갈 때는 얼음 위를 걷듯 하고, 몸은 언제나 그늘에 가린 것처럼 하고, 움직일 때는 그 자취를 남기지 않으며, 조용한 때면 자연과 융합하려는 그러한 태도로 살아간다면, 위와 같은 재난은 당하지 않았을 것이다. 머리 위에 해와 달 같은 빛을 올리고 몸만을 산야에 숨기며, 꽹과리나 북을 치고, 세상을 배회하면서 벼슬을 구걸하는 무리들이야 어찌 비교가 되겠는가.

　대체로 정치가 잘 행해진 때라면 천하를 구제하는 것도 얼마든지 가능하다. 어지러운 세상을 만나면 제 몸 하나 가누는 것도 힘들다. 그러므로 탄식하는 선비가 한둘이 아니다.

　내가 들은 바로는 거센 불길이라 해도 꺼지지 않는 것은 없고, 차면(盈) 이지러지지 않는 물건은 없다고 한다. 벌겋게 타오르는 불길은 재(灰)가 되어 무너져버릴 조짐을 지니고 있다. 봄에 꽃이 핀 풀은 가을이 되면 시들기 시작한다. 해가 중천에 떠 있는가 하면 어느 사이 기울고 있다. 달이 둥글게 차면 얼마 안 가서 이지러진다.

　사계(四季)의 질서(秩序)라는 것은 일을 마친 후에는 물러나는, 말하자면 순환현상에 있는 것이다. 이를 멀리서 예를 든다면, 누각이나 돌성을 너무 높이 쌓아 올린다면 붕괴되기 마련이고, 비근한 예로 우리 몸을 살펴본다 해도 아무리 산해진미(山海眞味)나 미주가효(美酒佳肴)라 할지라도 과음, 과식하면 병이 일어나기 마련이며, 따라서 생명을 단축시키고 만다. 하물며 그 높은 기상이 하늘에 닿도록 쌓여도 그것을 멈추려 하지 않고 그 위세(威勢)가 왕조차 두렵게 할 정도이면서 그것을 멈추지 않는다면, 그 결과는 보지 않아도 알 수가 있지 않겠는가.

모기와 등애가 산에서 굴러 떨어지면 곧장 날아가 버린다. 무소나 호랑이가 떨어지면 부서져서 산산조각이 나버린다. 이것은 큰 것은 있어야 될 장소가 없으면 안 된다는 것이다. 그리고 정색(正色)하여 잘못을 추궁하고 곧바로 돌진하여, 심지어 관규(官規)까지도 상관하지 않고 부딪치며, 훗날의 보복 같은 것도 개의치 않는다면, 원한은 깊이 사무칠 것이다. 그렇다고 하여 만약 법을 무시하고, 비행을 용인하며, 부정한 부탁을 들어주고, 강한 적을 피하고, 약한 적은 삼키며, 규칙을 마음대로 위반한다면, 충절(忠節)은 망하고 만다.[45] 이러한 지위에 있는 자야말로 어찌 고생이 되지 않겠는가! 그러므로 몸과 명예를 모두 온전케 하는 자는 거의 없으며, 솥의 발이 부러지는 것처럼 전복당하는 자만이 많다.

그러나 그들도 집에 들어가서는 난초 향기가 그윽한 깊은 방 안에 빨간 휘장이 드리워져 있고, 화려한 침대 위에 아름다운 요가 깔려 있으며, 요염한 여인들이 고운 옷으로 차려입고 좌우에 나란히 서 있다. 가벼운 몸매에 부드러운 목소리로 청아한 노래를 부르고 절묘한 춤을 춘다. 송의(宋意),[46] 채문희(蔡文姫)[47]처럼 능숙하고, 양아(陽阿)[48]처럼 아름다우며, 입으로는 채능(採菱), 연로(延露)⁴⁹⁾의 곡조가 흘러나오고, 발은 녹수(綠水), 칠반(七槃)⁵⁰⁾의 박자로 밟아 나간다. 화음(和音)은 듣기에 상쾌하고, 요염한 자태는 한층 마음을 즐겁게 한다. 집 안에서의 연회(宴會)는 끊일 줄 모르고, 녹색의 미주는 떨어지지 않는다. 고개를 들어 아름다운 전각(殿閣)에 오르고, 고개를 숙여 맑은 연못에 비친 그림자를 본다. 청홍의 과실이 무르익어 가는 숲을 거닐고, 향기 그윽한 난초 밭에서 노닌다. 연못에는 오색의 물고기가 뛰놀고, 하늘에는 빨간 날개를 푸드득거리는 새들이 자유로이 날아다닌다. 주살로 구름 속의 새를 쏘아 떨어뜨리고, 낚싯줄은 방어와 잉어 등을 낚아 올린다. 먼 지방의 진귀한 물건을 구하지 않아도 몰려들고, 세공물(細工物)이 바쳐진다.

또 밖에 나가면 붉은 색의 수레가 길가에 반짝거리고, 높은 천개(天蓋)는 가로대 위에 솟아 있다. 빨간 깃발은 구름처럼 머리 위를 가린 가운데 대장의 깃발이 유난히 빛나고 있다. 악대의 종(鐘)소리가 울리고, 창과 갑옷이 스치는 소리가 난다. 잇따라 오는 수레에는 마음에 드는 시동(侍童)이 타고, 따라오는 수레에는 요리가 산처럼 실렸다. 이리하여 마음껏 산천을 유람하며 사냥과 고기잡이를 즐긴다. 훌륭한 사람이라는 칭찬은 귓가에 넘치고, 아첨하는 소리는 한결 같다. 흥에 찬 자신도 옛사람을 깔보고, 이윤(伊尹), 태공망(太公望), 관중(管中), 안영(晏嬰)⁵¹⁾ 같은 이도 자신에 미치지 못하리라고 생각한다.

그들이 어찌 영화(榮華) 뒤에는 몰락(沒落)이 이어지며,

애락(哀樂)이 조석으로 변한다는 이치를 알 수가 있으랴.
어찌 높은 관직을 물러나 은거(隱居)할 것이며, 붉은 대문
을 등지고 초야에 들어갈 것인가!

그러나 만약이라도 성군(聖君)이 위에 있고 대현인이 그
를 보좌하고 있을때 '내가 나가지 않으면 백관(百官)의 직
에 결함이 생기고, 내가 일하지 않는다면 만민을 구제할
수가 없다'고 하여 세상에 나오게 되고, 높은 자리에 있다
해도 위험을 겁내지 않고 아무리 가득 찬다 해도 넘칠 염
려가 없는 경우라면, 더 논할 필요도 없다.

궁달(窮達)

어떤 사람이 물었다.

같은 재능을 가지고도 혹은 빈궁(貧窮)하고, 혹은 영달
(榮達)합니다. 그 이유는 무엇입니까? 뛰어난 재능을 지니
고 있어도 승진하지 못한다면, 그 사람은 세상을 원망하지
않을런지요?

포박자가 말했다.

기량(器量)이나 학업에 차이가 없는데도 우(遇)·불우(不
遇)가 있는 것은, 그 까닭을 알 길이 없다. 즉, 행(幸)·불
행은 시운(時運)일 것이다. 우·불우는 그 사람의 운명인
것이다. 시운이라고 판단되면 아래에 쳐져 있다고 할지라
도 원망할 것이 없고, 타고난 운명이란 것을 알면 가난하
다 하여 한스러울 것이 무엇이겠는가!

심려(沈閭)나 순구(淳鉤)⁵²⁾는 모두가 가장 잘 드는 칼이다. 그러나 그것도 칼집 속에 있을 때는 하루살이의 날개도 베지 못한다. 도화(桃華)나 여록(黎錄)⁵³⁾은 몇 개의 성(城)과 맞바꿀 만한 보석이다. 그러나 진흙 속에 버려진 채라면 기와조각이나 돌자갈보다도 나을 것이 없다. 그러므로 진중(珍重)할 만한 가치가 있는 것이라 하여 반드시 진중되는 것은 아니다. 사용할 만한 재능이 있다 할지라도 반드시 그것이 사용될 수 있는것은 아니다.

세속의 사람들은 사물을 구별하는 데는 어둡다. 붉은 색과 보라색의 구별도 못할 뿐더러⁵⁴⁾ 콩인지 보리인지도 분간하지 못한다. 다만 출세한 사람을 현인이라고 생각할 뿐, 그가 요행을 얻어서 그렇게 되었다는 사실을 알지 못한다. 다만 가난한 사람은 무능력한 것이라고만 생각하고, 그가 도를 지키기 때문에 가난하다는 사실을 알지 못하고 있다.

그런가 하면 해와 달이라 하더라도 하늘에 걸려 있지 않았다면, 밝은 빛을 낼 수도 없고 이 세상을 비추지도 못할 것이다. 숭산(嵩山)이나 대산(岱山)이라 할지라도 대지 위에 서 있지 않았다면 높이 솟아올라 구름에 닿을 수는 없었을 것이다. 토끼의 발이라 해도 평탄한 길이 아니면 빨리 달릴 수 없고, 용머리를 한 범선이라 할지라도 격류(激流)를 타야만 속도를 낼 수가 있다. 불은 수인씨(燧人氏)⁵⁵⁾가 아니었다면 피울 줄을 몰랐을 것이고, 초(楚)나라의 철이 아무리 질이 좋다 하더라도 구야(歐冶)의 손이 아니면 예리한 칼이 될 수 없다. 풍요로운 꽃은 봄이 오기를 기다려서야 오염한 모습을 드러내고, 서성거리던 큰 새도 회오리바람을 기다리고서야 가볍게 날아갈 수 있다.

사악(四嶽)[56]이 공평하게 빈민(貧民)을 추천하지 않았더라면 순(舜)이라 하더라도 등용되지 않았을 것이며, 포숙아[57]가 자기 이외의 현자를 추거하지 않았다면 관중(管仲)은 그처럼 존경을 받으며 우대받지는 못했을 것이다.[58] 사마양저는 안영(晏嬰)의 힘을 입어 벼락출세를 했고,[59] 한신(韓信)은 소하(蕭何)[60]의 천거로 입신(立身)하였다.[61] 준불의(雋不疑)[62]는 폭승지(暴勝之)[63]의 추천으로 출세했고,[64] 진평(陳平)[65]은 위무지(魏無知)의 인도로 한(漢)에 봉직하게 되었다.[66] 서원직(徐元直)은 잠자는 용(龍)인 제갈공명(諸葛孔明)을 세상으로 끌어냈으며,[67] 주유(周瑜)는 잠자는 호랑이인 감령(甘寧)을 장교로 추천했다.[68] 그리하여 추천을 받은 사람들은 왕조의 기록에 미명을 남겼고, 그 시대에 큰 공을 세울 수 있었던 것이다.

후한(後漢) 말, 오(吳)나라 말년에는 그렇지가 못했다. 선비를 천거해야 될 경우는 반드시 자기 측근자를 우선으로 하였고, 사람을 채용할 경우에도 반드시 다수당(多數黨)에 속해 있는 자로 결정하곤 했다. 측근자가 반드시 장래가 촉망되는 기량(器量)이라고야 할 수 없는 일이지만, 그래도 오랜 동안 가까이 따르던 것을 잊을 수야 없는 일이며, 또 다수당에 속해 있는 자가 반드시 남보다 뛰어난 재능이 있다고는 할 수 없지만, 그러나 대세(大勢)의 주장을 믿을 수밖에 없기 때문에, 그런 대로 좋다고 생각한 것이다.

때로는 이 사람이 보잘 것 없는 자라고 생각되기도 하지만, 그러나 오랜 정을 끊을 수는 없고, 때로는 저 사람이 남보다 뛰어난 자라는 것을 잘 알고 있지만, 국가적 견지에서 볼 때 평소의 마음대로 할 수 없는 일이었다. 그리하여 저울을 버리고 자기와의 친소(親疏)에 따라 경중(輕重)의 차를 두게 되며, 혹은 도량(度量)의 차이를 무시하고 그 사람이 속한 당파의 다소(多少)로서 인물의 대소(大小)를 평가하게 된다.

당시의 이른바 정의로운 사람, 숭고한 사람, 한 나라의 중신이라고 하는 사람으로서 자기 생각 하나로 승진(昇進), 혹은 좌천(左遷)시키고, 말 한마디로 남의 평가를 결정할 수 있는 지위에 있던 자는 대개가 이와 같은 결점을 면할 수 없었다. 사람들의 마음 속에는 홀로 서서 당파에 끼지 않는 선비를 남몰래 미워하여 자기보다 나은 자를 꺼리고, 가난한 집안의 출신들을 멸시하는 버릇이 있었기 때문에 더욱 그러했다.

슬픈 일이다. 때문에 속인과 다른 선비, 즉 외로운 사람은 어깨를 나란히 하면서도 불우한 처지를 달게 받아야만 했다. 그 수는 헤아릴 수 없을 정도였다. 어떤 자는 숲속에 은둔하였고, 어떤 자는 조정에 들어갔어도 곧 쫓겨나고 말았다.

대체로 덕행을 닦았다 해도 도덕이 그대로 행해지는 세상이 아니며, 기량(器量)을 감추고 시기를 기다려도 좀처럼 때가 오지 않는다. 그리하여 어떤 사람은 백년하청(百年河清)을 기다리다가 목숨이 다 하고, 어떤 사람은 충성과 근면에 힘썼지만, 그것을 알아줄 이도 없이 세상을 마치고 말았다. 위대한 능력을 지녔어도 세상에 발휘하지 못하고, 백성에게 은혜를 베풀 만한 공로도 세울 수 없었다. 애석하게도 보물은 진흙 속에 묻혀버렸고, 세상을 구하겠다는 재능은 실행에 옮겨보지도 못하고 끝이 났다. 이리하여 부열(傅說)[69]은 흙을 굳히는 연장을 손에 든 채 고종(高宗)에게 그 가치를 인정받지 못했고, 태공망(太公望)[70]은 낚싯줄을 드리운 채 문왕(文王)에 알려지지 않았을 것이다.

이러한 사례는 옛부터 지금까지 한이 없다. 나 혼자 슬퍼한들 무슨 소용이 있겠는가.

지름길로 질러가면 빨리 갈 수 있는 것을 잘 알지만, 차마 부끄러워서 갈 수가 없다. 대도(大道)로 가면, 막다른 길이라는 것을 잘 알지만, 이제 와서 갈 길을 바꿀 생각은 없다. 통하거나 막히는 것이 본시 길은 하나로 보고, 영달도 빈곤도 타고난 운명이라고 생각한다면, 남이 알아주지 않는다고 하여 번민할 것도 없으며, 한번 가면 다시 돌아올 수 없는 시간을 생각하여 탄식할 것도 없다.

그대는 재능이 있지만 불우한 사람은 세상을 원망하지 않을까 하고 의심하지만, 그것은 뛰어난 인물의 심사를 모르는 것이다. 아침에 태어났다가 저녁이면 죽어버리는 하루살이에게는 8천 년마다 꽃이 피고, 8천 년마다 잎이 진다고 하는 대춘(大椿)의 기분을 알 리가 없다.[71] 우물 안 개구리에게는 창해(滄海)가 넓은 것을 일러준다 해도 도무지 이해되지 않는다. 이것은 결코 오늘에 비롯된 것이 아니다.

증언(重言)

포박자가 말했다.

나의 친구인 현박 선생(玄泊先生)[72]은 나이 열다섯에 이미 경서(經書)를 독파(讀破)하였고, 곁들여 하도(河圖)와 낙서(洛書)[73]까지도 널리 연구하였다. 낮이면 석양에 해가 질 때까지 글을 읽었고, 밤이면 달빛에 비추어 책을 보았다. 아무리 심원(深遠)한 도라 할지라도 연구하지 않은 것이 없고, 아무리 미묘한 말이라 하더라도 헤아리지 못한 것이 없을 정도였다. 학문(學問)을 성곽이나 호(濠)로 보고, 기지(機知)를 방패나 창으로 생각하였다. 그러므로 어떤 논객(論客)이라 해도 선생과 창을 겨루기도 전에 항복했고, 어떤 문사(文士)라도 선생을 한번 보기만 하면 붓을 놓았다.

그런데 선생은 갑자기 느낀 바가 있었다.

"진실로 알고 있는 자는 말하지 않는다.[74] 다만 원리(原理)만 굳게 지키고 있으면 화(禍)도 없다. 말이란 의미를 알 수 있는 수단이므로 뜻만 파악할 수 있다면 버려도 좋다.[75] 우리의 도가 세상과 맞지 않는다면 아무리 높은 이론을 주장한다 할지라도 동조하지 않은 것은 당연한 일이다." 라는 것이다.

거기서 노자(老子)의 「많이 간직하면 반드시 크게 잃어버린다.」[76]는 교훈을 중대시하고, 주(周)의 종묘에 있는 동상(銅象)이 그 입을 세 군데나 꿰매놓은 의미[77]를 생각하였으며, 날카로운 혀끝을 거두어 말재간이 없는 듯 보이게 하고, 아름다운 문장은 붓 속에 감춘 채 글을 쓰지 않는다.

황금과 보옥과도 같은 재능을 숨기고 유창한 변론을 참으면서, 밤낮 할것없이 온종일 말 한마디도 않는다.

이에 제자가 말했다.

"선생님께서 아무 말씀도 안 하시니 우리들은 배울 수가 없습니다.[78] 그렇게 되면 보통사람이나 다를 것이 없는 인간이 될 것입니다. 들은 바로는 호종(號鍾)[79]이라 할지라도 울리지 않으면 단순한 구리덩이와 다르지 않으며, 부경(浮磬)[80]이라 해도 소리를 내지 않는다면 돌덩이밖에 안 된다는 말이 있습니다."

현박 선생이 대답했다.

"나는 다만 만대(万代) 앞의 명예를 얻고, 장래의 지기(知己)를 얻고 싶을 뿐이다. 오늘날의 사람들에게 이름이 알려, 당세의 귀감으로 추앙받기 위하여 애쓸 것 없는 것이다. 벽돌 위에 술을 붓는다면 아무리 좋은 술이라 한들 취할 수 있겠는가. 마찬가지로 낮은 신분의 몸으로 높은 이론을 주장해 본들 누가 그것을 옳다 하고 믿어주겠는가! 차라리 그럴 바엔 함구무언(緘口無言)하는 것이 좋은 것이다. 어찌 사사로운 욕망에 사로잡혀서 흘러가는 사람들을 구제할 것인가?

옛날 공자(孔子)는 육십이 되어서 과거의 59년 동안의 잘못을 스스로 조소(嘲笑)하였다.[81] 그래도 혼돈의 방황 속에 깊숙히 빠지지는 않았기 때문에 본래의 정도(正道)에 돌아올 수 있었지만, 그때가 되어서야 비로소 지금까지의 그릇된 이유를 깨닫게 된 것이다.

무릇 옥이 단단하고, 금이 딱딱하며, 얼음이 차겁고, 불이 뜨거운 것은, 그것들이 스스로 그렇게 말했기 때문에 비로소 알려진 것은 결코 아니다. 그리고 팔음(八音)이나 구진(九秦)[82]이라 할지라도 다소의 결점이 없는 것은 아니다. 양유기(養由基)라 할지라도 백 발 중에 한 발 정도는 빗나갈 수도 있다. 물을 건너기에 익숙한 사람은 익사하기 마련이고, 논쟁을 즐기는 사람은 설화(舌禍)를 초래하고 만다. 백아(伯牙)[83]는 거문고를 다루는 데 신중했다. 때문에 잡음이 섞일 염려는 없었다. 유자(儒者)는 말을 신중히 한다. 때문에 언행으로 치욕을 당하는 일이 없다.

　천박한 무리들은 이와는 정반대이다. 쓸데없이 허무(虛無)한 변설이나 뇌까리고,[84] 사소한 일로 다투면서 말을 소모하고 있다. 쓸모없는 궤변(詭弁)의 논리를 다투고, 성인(聖人)을 헐뜯으며 정도(正道)에 어긋난 제자(諸子)의 서적만을 애독한다. 옳바른 가르침을 비방하고, 미혹(迷惑)만 더욱 심해 가는 주장들을 심원한 것이라 하고, 정도를 버리고 사도(邪道)의 학문만을 다투어 연구한다. 때로는 무지한 자들과 입다툼으로 승부를 겨루고, 귀머거리들을 상대로 음악 이론을 떠들어댄다. 상대방은 처음부터 적대할 수 없는 사람이다. 주위에는 음악을 모르는 사람뿐이다.

　상황이 이렇거늘, 어찌 나무인형 곁에서 아악(雅樂)을 연주하며, 흙으로 빚은 인형 앞에서 아름다운 그림을 늘어놓을 수가 있겠는가! 입이 마르고 숨이 차도록 책상을 치고 손뼉을 치면서 떠들어 본들 무슨 소용이 있겠는가.

　논리라는 창끝을 휘둘러 날이 무디어진다 해도 문제의 착잡한 핵심을 찌르지는 못했다. 얼굴빛이 붉으락푸르락하지만, 해답은 점점 멀어진다. 그 결과 얼굴에는 노기마져 떠올라 추한 말도 서슴지 않는다. 그러는 동안 급한 성질이 나타나고, 한번 흘려버린 실언(失言)은 돌이킬 수 없게 된다.

그것보다는 대음(大音)을 이루기 위해 목소리를 아끼고, [85] 될 수 있는 한 간단히 하도록 하여 식자(識者)들의 평가를 기다리는 편이 낫다.”

■ 譯註

주1. 善卷.

요(堯)의 스승. 순(舜)으로부터 천하를 이양했으나 받아들이지 않았다.

주2. 許由. 巢父

모두 요(堯) 시대의 은자들.

주3. 管寧・胡昭.

두 사람 모두 전국시대의 은자.

주4. 詹何.

옛날 낚시의 명인.

주5. ~ 얼음이 얼 것을 알며

《易經》坤卦.

주6. ~ 굴뚝을 구부리며

《漢書》곽광전.

주7. ~ 물 속에 깊이 가라앉히며

《莊子》外物에는 임공자(任公子)가 50두의 거세우(去勢牛)를 큰 작침에 끼어서 대어(大魚)를 낚았다는 말이 있다.

주8. ~ 물새들의 어리석음을 피하고

《荀子》勸學.

주9. ~ 물러나는 것이 상책인 것

《老子》.

주10. ~ 깨닫게 된다.

《史記》淮陰候傳.

주11. 彭越, 韓信.

두 사람 모두 한(漢)의 공신. 천하를 평정한 후에 죽음을 당했다.

주12. 種.

월왕 구천(句踐)을 도와서 오(吳)를 멸망시킨 후, 범려의 충고를 받아들이지 않고 조정에 그대로 있다가 죄를 짓는 결과가 되었다.

주13. 薛方.

《後漢書》逸民傳.

주14. 疏廣·疏受.

《漢書》本傳.

주15. 田豫.

《三國志》本傳.

주16. ~ 용과 같이 후회한 일.

《易》乾掛.

주17. ~ 꼬리를 물에 적신 여우의 실패.

《易》未濟卦.

주18. 陳蕃·竇固.

모두 후한(後漢) 말기의 신하. 환관을 타도하려다 실패.

주19. ~ 화를 당한 자도 있으며

晁錯는 한(漢)의 대신. 제후들의 세력을 줄이고 중앙집권(中央集權)을 완성하려 했다가 칠국의 반란을 초래하여 결국 사형에 처하고 말았다.

주20. ~ 오기처럼 살해된 예도 있다.

吳起는 전국시대 초(楚)의 명장. 대신들에게 시새움을 사서 살해됨.

주21. 주공은 추방되었고

周公은 관·채(管·蔡)의 참언으로 동쪽으로 달아나야 했다.

주22. 공자는 노를 떠나갔으며

제(齊)에서 노군(魯君)에게 가기(歌妓)를 내리고 노군이 놀기에만 정신이 없었기 때문이다.

주23. 賈宜.

한(漢)의 문인. 일찍이 대부가 되어서 좋은 정책을 올렸지만, 대신들의 미움을 샀다.

주24. ~ 궁형에 처해졌다.

이릉(李陵)의 항복을 변호하려 했기 때문이다.

주25. 樂毅

전국시대 연(燕)의 명장이다.

주26. 伍子骨.

오(吳)나라 명신.

주27. 白起.

진(秦)의 명장.

주28. 文種.

대부인 種을 말함.

주29. 신하가 되는 것은 쉽지 않다.

《論語》子路.

주30. 자기의 명예욕.

원문은「自僞策」. 承訓本에 의하여 策을 榮으로 고침.

주31. ~ 언제나 만족하지만

《老子》.

주32. 생명을 해치고 만다.

원문은「殺哉生矣」인데, 교감기에 의해서 哉를 我로 고침.

주33. ~ 하나하나 잡아다녔고

《孟子》公孫丑上.

주34. 나아갈 줄만 알고 물러설 줄은 모른다.

《易經》乾文言.

주35. 의기.

물이 가득 담기면 뒤집혀지는 그릇(《韓詩外傳》三).

주36. 養由基.

활의 명인.

주37. ~ 죽게 될 것이라 했고

《史記》周本紀.

주38. ~ 것이라고 예언했다.

《筍子》哀公.

주39. ~ 상의하지는 않는다.
악인들만 모인 곳에서 악인을 퇴치하고자 상의한다는 뜻.

주40. 옛 현인은 광인을 흉내냈고
은(殷)나라 기자(箕子) 등.

주41. 바보 행세를 하기도 했다.
춘추시대의 영무(寧武)의 경우.

주42. ~ 단식하다가 죽었고
《漢書》本傳.

주43. 公孫述.
후한(後漢) 통일 전에 촉제(蜀帝)의 이름을 자칭했다.

주44. ~ 독주를 마시고 죽었다.
《後漢書》獨行傳.

주45. 충절은 망하고 만다.
원문은 「忠□喪敗」. 貞(정)이라는 뜻을 보충해야 할 것이다.

주46. 宋意.
형가(荊軻)로 보내면서 노래했던 사람(《淮南子》泰族訓).

주47. 蔡文姬.
후한(後漢)의 여류시인. 〈호가십팔박(胡茄十八拍)〉의 작가.

주48. 陽阿.
옛날의 유명한 가기(歌妓).

주49. 採菱·延露.
모두 옛날의 곡명.

주50. 綠水·七樂.
모두 초(楚)나라의 무곡(舞曲).

주51. 伊尹, 太公望, 管仲, 晏嬰.

모두 옛날의 명재상들.

주52. 沈閭·淳鉤.

모두 명검의 이름.

주53. 도화, 여록.

모두 진귀한 명옥.

주54. ~ 구별도 못할 뿐더러

朱(주)는 군자에게, 紫(자)는 소인에게 비유된다(《論語》陽貨).

주55. 燧人氏

신화시대의 제왕. 인류에게 불피우는 법을 가르쳤다 한다.

주56. 四嶽.

요(堯) 시대의 네 사람의 제후.

주57. 鮑叔牙.

관중(管仲)의 친구.

주58. ~ 우대받지는 못했을 것이다.

《史記》管仲傳.

주59. ~ 벼락출세를 했고

사마양저는 제(齊)의 명장.

주60. 蕭何.

한고조(韓高祖)의 모신.

주61. ~ 천거로 입신하였다.

《史記》淮陰候傳.

주62. 雋不疑.

한대(漢代)의 유명한 지방관.

주63. 暴勝之.

한(漢) 시대의 검찰관이었다.

주64. ~ 추천으로 출세했고
《漢書》雋不疑傳.

주65. 陳平.
한고조(漢高祖)의 모신.

주66. ~ 한에 봉지하게 되었다.
《史記》陳承相世家.

주67. ~ 세상으로 끌어냈으며
《三國志》諸葛亮傳.

주68. ~ 장교로 추천했다.
《三國志》甘寧傳.

주69. 傅說.
은(殷)의 현인. 토공(土工)에서 관리로 발탁되었다.

주70. 太公望.
주문왕(周文王)의 군사. 위수(渭水)에서 낚시하다 발탁되었다.

주71. ~ 대춘의 기분을 알 리가 없다.
《莊子》逍遙遊.

주72. 玄迫先生.
심오하고 조용하다는 의미.

주73. 河圖洛書.
미래기, 예언서.

주74. 진실로 알고 있는 자는 말하지 않는다.
《老子》.

주75. ~ 파악할 수 있다면 버려도 좋다.

《莊子》外物.

주76. 많이 간직하면 반드시 크게 잃어버린다.

《老子道德經》四十四章.

주77. ~ 세 군데나 꿰메놓은 의미.

입을 삼가라는 훈계(《孔子世家》).

주78. ~ 배울 수가 없습니다.

《論語》陽貨와 비슷한 말.

주79. 號鍾.

옛날의 유명한 거문고인데, 포박자는 작종(釣鍾)의 이름으로 생각한 것 같다.

주80. 浮磬.

사수(泗水)의 물가에 있는 아름다운 돌로 만든 악기.

주81. ~ 스스로 조소하였다.

《莊子》寓言.

주82. 九奏.

순(舜)의 음악에 있어서의 구악장. 구악장 다 연주해야 현묘한 맛을 알 수 있다고 한다.

주83. 伯牙.

거문고의 명인.

주84. ~ 변설이나 뇌까리고

진대(晉代)에는 노장(老莊)의 허무에 따른 의논이 성행했다.

주85. ~ 목소리를 아끼고

《老子》에 대음(大音)은 그 소리가 자주 나지 않는다 했다.

권 50
(自敍)
자서

　본 편은 갈홍(葛洪)의 전기를 간단하게 약술한 자서이다. 갈홍(284~364)의 자(字)는 지천(稚川), 포박자(抱朴子)는 그의 호다.
　그의 조상은 갈천씨(葛天氏)라고 한다. 그가 태어난 단양군 구용현(丹陽郡句容縣)은 대대로 그의 선조들이 살아온 곳이었다. 후한(後漢) 광무제(光武帝) 때 대공을 세워 차기장군(車騎將軍)에 임명되고, 다시 표기대장군(驃騎大將軍)으로 영전하였다가, 그 후 동현후(㠉縣候)로 봉해졌던 갈포려(葛浦廬)가 그 공을 동생 갈문(葛文)에게 양위한 후 양자강을 건너 찾아온 곳이 바로 구용현이었다.
　그의 조부인 갈계(葛系)는 모든 학문을 섭렵한 대학자로서, 신비의 세계까지도 탐구한, 당시의 교양(敎養)으로서는 비할 자가 없는 사람이었다. 그는 현령(縣令)을 거쳐 여러 관직을 두루 거친 후 오수현후(吳壽縣候)에 봉해졌다.
　그리고 그의 부친 갈제(葛悌)는 효성과 우애가 돈독하기로 유명했을 뿐만 아니라, 학문도 높아서 오(吳)의 높은 관직에 있었지만, 기울어진 나라와 함께 진조(晋朝)에 봉직하다가 돌아가셨다.

셋째아들로 태어난 갈홍은 열세 살에 아버지를 여의고 밭갈이와 나무하기로 생활을 꾸려가는 곤궁한 처지에서, 더욱이 전란으로 불타버린 서적들을 탐독할 기회가 없었다. 다만 어려운 중에서도 책을 빌려가며 열심히 공부했다. 갈홍의 면학은 아버지를 여읜 후로, 좀 늦은 편이었지만 심성이 곧고 의지가 강했기 때문에 꾸준히 계속되어 천하의 문장으로 알려졌다. 그의 자서에 의하면 만여 권을 독파했다고 한다. 당시의 사정으로 볼 때 거의 모든 책을 읽은 셈이다. 그 후 성장하여 난리가 있었을 때는 한때 장군으로 출정하여 공을 세운 일도 있지만, 거의 평생을 관직에 오르지 않고 저술과 학문에만 전념했다. 그가 저술한 책은 수백 권에 달하는 방대한 양이지만, 현재 전해지는 것으로는 포박자 70권, 신선전(神仙傳) 10권, 주후비급방(肘後備急方) 8권 정도만 있을 뿐이다.

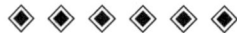

나 포박자는(抱朴子)는 성을 갈(葛), 이름은 홍(洪), 자(字)는 치천(雉川)으로 단양군 구용현(丹陽郡句容懸—지금의 江蘇省江寧縣)에서 태어났다.

그 선조는 갈천(葛天)씨다. 태고에는 천하를 다스린 것 같다. 그 후 격하(格下)하여 열국의 제후가 되었는데, 그대로 갈(葛)을 성으로 한 것 같다.
 나의 선조는 형주 자사(荊州刺史)¹⁾였다. 왕망(王莽)이 한 (漢) 왕조를 찬탈하자, 선조는 나라의 역적에게 봉사(奉仕) 하고 있는 것을 부끄럽게 생각하고, 관직을 버리고 향리로 돌아갔다. 그 후 선조는 동군 태수(東郡太守) 적의(翟義)와 더불어 의병을 일으켜 왕망을 토벌하려 했지만, 도리어 그에게 패하고 말았다. 마땅히 살해될 몸이었으나 대사(大赦) 로 풀려나왔다. 그대로 병을 핑계로 세간에 얼굴을 나타내지 않기로 했다. 왕망은 선조의 일족이 강대하기 때문에 끝내는 반란이라도 일으키지 않을까 염려하여, 이에 선조를 낭야군(산동성)으로 옮겨 살게 하였다.
 그 아들인 갈포려(葛浦慮)는 군사를 일으켜서 후한(後漢)의 광무제를 도와 대용을 세웠다. 광무제가 즉위하자, 포려는 차기장군(車騎將軍)²⁾에 임명되었고, 다시 표기대장군(驃騎大將軍)으로 영전하였다. 그 후 하비동현후(下邳僮縣侯)³⁾에 봉해지고, 그 식읍(食邑)도 5천 호나 되었다.
 한편 동현후의 아우인 갈문(葛文)은 형을 따라 정토(征討)에 참가하여 여러 번 공을 세웠지만, 아무런 보상이 없었다. 그리하여 후(侯)는 몇 번씩이나 갈문의 공적을 조정에 상신한 바 있으나, 문(文)은 사사로이 형을 따라서 참가했기 때문에 정규군(正規軍)이라 볼 수 없다는 이유로 공을 논하지도 상을 내리지도 않았다.
 후가 말했다.
 "저와 아우는 함께 화살을 무릅쓰면서 만신창이(滿身瘡痍)가 되었고, 아우는 오른쪽 눈까지 멀었지만 아무런 보상도 없을 뿐더러, 저에게만 금인(金印)과 자색 인끈을 하사하셨으니, 어찌 마음이 편하겠습니까?"

그리하여 스스로 상진하여 영지를 아우에게 양도해 줄 것을 청원하였다. 이 상진은 조정에 전해졌다. 그것에 대한 회답은 다음과 같았다.

「한조(漢朝)는 그대의 높은 뜻을 성취시키고자 한다. 그러므로 특별히 이를 허가한다.」는 것이었다.

아우인 갈문은 사양했으나 어쩔 수 없이 동현후의 작위를 물려받고 성 안에 살게 되었지만, 형인 표기대장군(驃騎大將軍)을 위하여 박망리(博望里) 마을에 저택을 지어 주었다. 지금도 그 집터에는 주춧돌이 남아 있다. 갈문은 또 연공(年貢)을 나누어서 형의 배하에 있는 장교와 병사들에게 지급하였다. 그야말로 두 사람의 주군(主君)으로부터 녹봉을 받는 격이다. 형은 몇 번이나 그만둘 것을 권했으나 듣지 않았다.

형이 말했다.

"이것은 나라 백성을 더욱 번거롭게 하는 것이야. 내가 양보한 보람이 어디 있겠는가?"

그리고 여행하는 척하고, 그 길로 남쪽으로 향해 양자강(揚子江)을 건너서 구용현(句容縣)에서 살게 되었다.

자제들은 손수 쟁기를 들고 밭을 갈면서 고전(古典)을 읽는 것을 스스로의 낙으로 삼았다. 갈문(葛文)은 몇 번씩이나 사람을 보내어 형을 영접하려고 했지만, 형은 끝내 돌아가지 않았다. 또 한편으로는 사람을 두어 박망리(博望里)의 표기대장군의 저택을 지키게 하고 형이 돌아오기만을 기원했다. 그 때문에 박망리의 저택은 몇 대를 두고 사람이 살지 않는 그대로였었다.

　나의 조부(葛系)는 모든 학문을 섭렵하고, 신비의 세계까지 탐구하였다. 그 높은 교양은 당시로는 비교할 사람이 없었다. 정치적인 재능도 있었다. 오(吳)의 관리로 있을 때는 해염(海鹽—절강성 평호현), 임안(臨安—항주부), 산음(山陰—소흥부) 등 세 현의 현령을 역임하였고, 조정에 들어가서는 이부시랑(吏部侍郞), 어사중승(御史中承),[4] 노릉태수(盧陵太守),[5] 이부상서(吏部尙書),[6] 태자소부(太子小傅),[7] 중서(中書),[8] 대홍로(大鴻臚),[9] 시중(侍中), 광록훈(光綠勳), 보오장군(輔吳將軍) 등을 역임하였고, 오수현후(吳壽縣候)에 봉해졌다.

　나의 부친(葛悌)은 효제(孝悌)의 평판이 높았고, 그 행실로 선비들의 귀감이 되었다. 책에 실려 있는 것은 읽지 않은 것이 거의 없었다. 오(吳)에 봉직하여 오관랑중정(五官郞中正),[10] 건성(建城—강서성 고안현)현령, 남창(南昌—남창현)현령, 중서랑(中書郞), 정위평(廷尉平), 중호군(中護軍) 등을 역임한 후 회계태수(會稽太守)에 임명되었다. 아직 봉임하기 전에 진군(晋軍)이 양자강을 따라 공격해 왔으니, 서쪽 국경은 이미 격파당하고 말았다. 오(吳)의 조정에서는 널리 문무(文武)의 인재를 요구하고 있었다. 조야의 모든 의견은 부친을 추천하였다. 그리하여 부친은 오군봉경대도독(五郡封警大都督)[11]으로 전임되고, 친위대 5천 명이 배속되고, 정토군(征討軍)의 총지휘관으로써 국경을 방위하게 되었다. 그러나 하늘이 허물고자 함은 인력으로 어쩔 수 없었다. 주군(主君)은 천명에 순종하고 천하는 진(晉)에 복종하게 되었다.

부친은 오(吳) 때의 관직 그대로 진조(晉朝)에 재등용되어 랑중(郎中)에 임명되었고, 점차 승진하여 태중대부(太中大夫)[12]가 되었다. 그리고 대중정(大中正),[13] 비향(肥鄕)현령을[14] 역임하셨다.

비향현은 호수(戶數)가 2만 정도 되는데, 주(州) 안에서는 가장 통치가 잘 되었다. 도덕적인 감화(感化)가 특히 보급되었고, 은혜가 고루 행해지고 형벌은 공평했다. 현령을 칭송하는 노래 소리가 드높고, 길가에는 범죄 따위는 볼 수가 없었다. 백성들에게 강제로 공전(公田)를 가꾸도록 하는 일도 없어서 이웃 현(縣)으로부터 이주해 오는 백성들이 늘어갔다. 털끝만한 뇌물도 문에 들여 놓는 일이 없으며, 종이나 붓을 사는 비용은 모두 사비로 충당했다. 형벌은 행할 필요도 없고, 금지한다는 말 한마디면 범하는 자가 없었다. 말할 것도 없이 교화가 이루어진 것이다.

부친은 병으로 사직하셨지만, 칙명에 의해서 재임용되셨고, 오왕(吳王)[15]의 랑중령(郎中令)[16]이 되었다. 정색을 하고 왕의 과오를 간하여 좋은 점을 장려하고, 나쁜 점을 고치도록 했다.[17] 선한 신하는 발탁하고, 악한 신하는 탄핵(彈劾)하여 나라 안은 평안히 다스려졌다. 소릉태수(邵陵太守)[18]로 영전하였다가 재임중 돌아가셨다.

나 갈홍(葛洪)은 셋째아들로 태어났다. 늦게 태어났기 때문에 양친에게 응석이나 부렸을 뿐, 어린 시절은 글을 읽거나 쓰는 일이 별로 없었다. 열세 살 때 부친이 돌아가셨으므로, 일찍부터 부친의 교훈을 받을 기회가 없었다. 굶주림과 추위의 나날이 이어졌다. 나 스스로 괭이를 들고 농사일을 하여야만 했다. 별을 이고 풀을 밟으면서도 열심히 가업을 세습하였으나, 거듭되는 전란 속에서 선대부터 물려온 장서(藏書)가 모두 불타버렸기 때문에 농사일을 하다가 틈이 나도 읽을 것이 없었다. 그리하여 책상자를 짊어지고 책을 빌리러 다니곤 했다. 그러나 한 집에서 빌려 볼 수 있는 책은 매우 적어서 필요한 책을 빌려 보려고 하면 여러 집을 다녀야 했고, 자연 그 시간도 많이 걸렸다. 땔나무를 하여 그것을 팔아서 종이와 붓을 샀고, 일터에서 땔나무로 불을 밝혀 그 불빛 아래에서 책을 베끼었다. 종이가 항상 모자랐기 때문에 쓴 자리에 넣 번씩 겹쳐 써야만 했다. 남이 보아서는 알아볼 수 없을 정도였다. 그러므로 학문과 교양을 일찍이 섭렵할 수가 없었다.

열여섯 살이 되어서야 비로소 《효경(孝經)》, 《논어(論語)》, 《시경(詩經)》, 《역경(易經)》 등을 읽게 되었다. 가난했기 때문에 멀리까지 스승을 모실 수도 없고 친구를 찾아갈 수도 없었다. 생각이 완고하고 견문도 부족한데다 총명하지도 못했다. 책의 대의(大義)에 대해서도 모르는 것이 많았다. 다만 널리 여러 가지 책을 탐독할 뿐이었다. 이리하여 어떤 책이라도 줄줄 외워서 한마디도 잊지 않았다. 지금까지 읽은 정통의 경서(經書), 역사서, 제자백가(諸子百家)의 책을 비롯하여 단문(短文), 잡문(雜文) 등 무려 만 권이었다.

본래 성품이 아둔한데다 잊어버리기를 잘하고, 또 문학적인 재질도 없지만 정신 집중에도 매우 서툴러서 마음이 흐트러지곤 했다. 다행히 저술(著述)할 때는 옛날에 외웠던 것을 인용할 수가 있었다.

결국 나는 순수한 유가(儒家)라고는 할 수 없는 것이다. 남에게 글을 가르치는 선생으로도 적합치 못하였다.

하도(河圖), 낙서(洛書) 등의 신비한 그림과 위서(緯書)[19] 등도 잠시 읽어 보았지만 곧 그만두었다. 배우고 싶은 마음이 들지 않았기 때문이다. 점성술(占星術), 산술(算術), 구궁(九宮),[20] 삼기(三棋),[21] 태일비부(太一飛符)[22] 등은 좋아하지 않아서 배우지 않았다. 따분할 뿐이고 거의 재미가 없기 때문이었다. 만년에 풍각(風角),[23] 망기(望氣),[24] 삼원둔갑(三元遁甲),[25] 육임(六壬),[26] 태일(太一)[27]의 법을 배워서 약간의 대요는 터득하였지만, 그것도 전심전력으로 탐구하지는 못했다. 생각컨대, 이러한 것들은 세상 사람들이 일상 사용하는 기술로서, 어느 것이나 자신에게 급박한 욕구에서 나온 것은 아니었다. 이런 것으로 고생하느니보다는 차라리 제자백가의 서적들을 읽는 편이 훨씬 유익한 것이다. 그렇게 생각하고는 그만두었다.

유향(劉向)의 《별록(別錄)》이나 《한서예문지(漢書藝文志)》[28]를 보면, 당시의 서적은 일만 삼천이백구십구 권이라 하는데, 그것도 위(魏)시대 이래로는 제종의 문장이 점차 늘어서 옛날의 두 배나 된다. 새삼스럽게 내가 아직도 읽지 못한 책이 많다는 것을 생각하게 된다. 강동(江東—양자강 하류지방)에서는 좀처럼 필요한 서적을 찾을 수가 없었다. 옛날 경도(京都)에 가서 진귀한 서적들을 구해볼까도 했지만, 마침 대란(大亂)을 만나서 도중에서 돌아오고 말았다.

그때의 일을 언제나 애석해 하고 있다. 이제 나이가 이미 사십이 가깝고 평생의 뜻도 쇠하였다. 다만 욕망을 줄이고 자연에 맡겨 임야에서 밭이나 갈면서 살아갈 생각이다. 이리하여 널리 책을 섭렵해 보겠다는 생각도 차츰 식어가는 것이다.

나 갈홍이라는 사람은 본시 어리석은 데다 성품이 아둔하고 말주변도 없다. 용모도 못생겼기 때문에 나 자신 자랑할 것이 없다. 관과 신발은 때가 묻고, 의복은 헤어져서 남루하지만, 그렇다고 부끄러워하지는 않는다. 세상의 옷차림은 자주 변하는 것이어서, 헐렁한 깃에 굵은 띠를 두르는 것이 유행하는가 하면, 얼마 안 가서 허리둘레가 꼭 끼고 소매가 늘어진다. 어떤 때는 옷자락이 땅에 닿도록 길어지고, 어떤 때는 정강이가 드러나게 짧아진다. 나는 언제나 같은 모양이며, 세상을 따라 달라지는 것이 없다.

말을 할 때는 솔직하게 필요한 말만 한다. 농담 같은 것은 일체 하지 않는다. 마음에 들지 않는 상대라면 온종일이라도 입을 열지 않는다. 그리하여 나라 안의 선비들은 모두가 나를 일러서 '박(朴)'을 안고 있는 선비라 한다. 때문에 나도 책을 쓸 때 '포박(抱朴)'이란 말을 그대로 호(號)로 부르기로 했다.

나는 원래가 새우등에 깡마르다. 게다가 몸이 약하여 질병이 잦았다. 가난하기 때문에 수레도 말도 없다. 걸어가는 것도 힘들다. 원래 걸어가는 것이 좋을 리는 없다. 그리하여 당세의 본무(本務)를 버리고 말절(末節)만을 쫓으며 지나치게 사교를 즐기는 폐풍을 못마땅하게 생각하면서 그대로 붓을 어루만지면서 한가히 지내고, 조용히 가시나무 문을 지키면서 아무 데도 나가지 않는다. 권력자들은 이웃에 가깝게 살고 있어도 서로 얼굴도 모른다.

의복은 추위를 막지 못하고, 집은 내리는 비를 막을 수 없고, 먹을 것은 배를 채울 수 없고, 보잘 것 없는 이름은 집 밖으로 나가지 않지만, 그래도 나는 걱정하지 않는다. 가난하므로 하인도 없고 담은 무너져버렸다. 마당에는 가시나무가 무성하고, 계단은 쑥으로 뒤덮혀 있다. 대문을 나가려면 숲을 헤치고, 방 안으로 들어가자면 풀을 제쳐야 한다. 사람들이 논하기를 원대(遠大)한 포부만 가지고 가까운 일을 무시한 것이라고 생각하나, 사용하는 사람이 없어서 그렇다는 것을 알지 못하고 있다.

나는 인사하는 법을 모른다.[29] 그러므로 고관들에게 인사하려 가지 않는다. 그 부친이 사망한 때 문상하거나, 중병에 걸린 사람을 문병하는 것도 마음 속으로는 반드시 가야겠다고 다짐하지만, 평소 병골인 약한 몸이다 보니 그것도 마음대로 되지 않았다. 그리하여 매번 세상 사람들은 나를 비방하면서 꾸짖고 있지만, 그러나 그런 꾸지람을 받는다 하여 추호라도 근심하지는 않는다. 마음은 간절하지만 병이 나를 방해한 것이며, 가보지는 못했다고 해도 돌이켜보아 부끄러울 것이 없기 때문이다. 어찌 남들이 이해하지 못한다고 구차하게 변명할 필요가 있겠는가. 눈으로 볼 수 있는 사람만이 인정해 줄 것이다.

나는 박을 품고 있을 뿐, 어떤 고고한 뜻을 기르고자 하는 것이 아니다. 대부분의 세상 사람들은 상대방의 부모들과 서로 담소(談笑)할 수 있을 만큼 친밀한 교제를 흠모하고, 어두운 사실(私室)에서 술잔을 나눌 수 있는 사이를 칭찬하고 있다.
 나 갈홍의 생각으로는 사람을 알아본다는 것은 매우 어려운 일이다. 옛날 성인도 어려운 것이라 했다.[30] 아무런 주관도 없이 막 사귀는 것은 입끝에서만 친밀할 뿐 마음은 불쾌한 것, 손해는 있어도 이익은 없다. 주목(朱穆)[31]과 같이 일체의 교제를 끊어버리지는 않는다고 해도 마음을 깨끗이 가다듬고 상대의 인품을 파악한 후에야 마음을 허락하는 그러한 태도가 아쉽다고 생각된다.
 그 때문에 남으로부터 미움을 사는 예가 매우 많지만, 나의 태도는 변함이 없다. 출세해 보겠다는 악착 같은 마음에서 권문세가의 문전에 늘어선 무리들도 모두가 나의 생활태도가 자신들과는 다르기 때문에 나에게 욕을 먹는 것을 미워하여 나를 오만하고 풍속을 가볍게 보는 자라고 말한다. 그러나 나라는 사람은 본시 내 마음만 믿고 행동할 뿐 칭찬하거나 헐뜯는 일은 불문에 부치고 만다.
 내가 요즈음 사람들에 대하여 가장 유감스럽게 생각하는 것은 흔히 자기가 장점을 가지고 있다 하여 남의 단점을 경멸하는 것이다. 나는 부족하지만 그래도 유자(儒子)의 말단이다. 남과 얘기할 때면 언제나 상대방의 아는 바를 재어서 그것에 맞는 말을 하고자 한다. 상대방이 알지도 못하는 말을 억지로 끄집어내어 말하지는 않는다. 학문을 하는 선비는 무엇을 설명하려 할 때는 언제나 그 요령만 제시하면 되는 것이다. 만약 상대가 "그것만 가지고는 진의를 알기 어렵다"고 말한다면 대강의 의미와 방향만을 설명해 준다. 그것도 상대가 금방 깨달을 수 있을 정도밖에는 가르쳐 주지 않는다. 애써 내 주장을 펴서 상대방을 그것에 따라오도록 하는 일은 없어야 한다. 그렇게 되면 상대방을 본래의 자기로 되돌릴 수 없기 때문이다. 침착한 자는 상세하게 생각하기만 하면[32] 대개는 혼자서도 깨달을 수가 있다. 애기할 상대가 못된다고 생각하면 질문을 받았다 할지라도 언제나 "모릅니다"라고만 말한다. 예(禮)에서 말하고 있는 '사비(辭費)'[33]의 잘못을 피하기 위해서이다.

나는 천성이 윗사람에게 의뢰하는 것을 가장 싫어한다. 젊은 시절부터 지금까지, 친구로서 억울한 죄로 울고 있는 자를 몇 명 구해준 일이 있다. 그때 자주 고관에게 부탁한 일이 있다. 그러나 당자들은 모두가 내가 수고한 것을 알지 못한다. 그들이 부당하게 함정에 빠진 것을 보다 못하여 은밀히 처리했기 때문이다. 그 외에는 아무리 친한 자라 할지라도, 또 요직에 있어 실권을 장악하고, 나를 위해서 힘을 아끼지 않는 자라 해도 한 마디의 말, 한 자의 글도 폐를 끼친 일이 없다. 먹을 것이 떨어지고 약을 지어야 할 급한 경우는 친구들에게 부탁했다. 때로는 친구들이 도와준다 해도 사양하지 않는다. 남의 은혜를 받으면 반드시 오랜 기간이라도 조금씩 갚았다. 상대에게 지나친 신경을 쓰지 않았다. 옳지 못한 상대로부터는 먹을 것을 준다 하더라도 결코 받지 않았다.

나는 열흘 분의 식량만 저축되면 나누어서 곤란한 사람을 돕는다. 만약 나 자신이 부족할 때는 나누어 줄 수가 없다. 속이 내다보이는 사소한 선행은 하고 싶지 않다. 약간의 깨끗한 마음이 있다 하여 대단한 것이 될 수 없기 때문이다. 마을에 살고 있는 양심이 착한 사람[34]이 때로는[35] 술과 안주를 들고 찾아오는 경우가 있다. 비록 동료는 아니라 할지라도 역시 거절할 수는 없는 일이다. 그 후에 무엇으로라도 보답을 한다. 그것도 금방 할 수는 없다. 나는 일찍이 말한 것이 있다. "범염(范冉)은 종형제의 집에서는 밥을 먹지 않았다.[36] 화음(華歆)은 친절한 빈객으로 받은 선물을 되돌려주었다.[37] 이것은 아마도 명성을 구하는 위선 행위로서, 대신으로서의 도량(度量)이 아니다."고.

내가 가장 미워하는 것은 도의심이 없는 사람이다. 농사 짓는 본업에는 힘쓰지 않고 부정한 이익을 탐하는 사람이다. 향리의 여론을 지배할 수 있는 자는 관리에 천거했다 해서 그 사례를 받고, 권세있는 자는 소송사건을 적당히 처리해 주었다는 핑계로 금품을 요구한다. 죄가 있는 자로부터[38] 뇌물을 받고, 바른 사람을 유죄로 하는 자도 있다. 혹은 도망간 백성을 숨기고 이들에게 일을 시켜 은밀히 수입을[39] 올리는 자도 있다. 백성들을 사용(私用)을 목적으로 사역케하여 공적인 부역을 방해하는 자도 있다. 혹은 강제로 물품을 손에 넣어 값을 올리는 자도 있으며, 시장을 독점하여 백성의 이익을 가로채는 자도 있다. 혹은 남의 전지(田地)를 뺏고, 고아나 약한 자의 생업을 위협하고, 관청 사이를 부지런히 쏘다니며 분에 넘치는 욕심으로 넘본다. 그것으로 안으로는 처첩에게 자랑하며, 밖으로는 명예나 지위를 낚아보려는 자가 있다. 이러한 사람들과는 교제하

지 않는다. 때문에 속인들은 내가 자기들을 싫어한다 하여
나를 미워하며, 결국 나와는 서로 멀어질 수밖에 없다. 그
러므로 집 앞 공터에는 수레바퀴의 자욱도 없고, 방 안에
는 보기 싫은 손님도 없다. 마당은 참새 망이라도 칠 만하
고, 식탁이나 멍석 위에는 먼지가 뽀얗다.

　나 갈홍은 철이 들 때부터 나이가 먹을 때까지 남의 결
점을 말하거나 남의 사생활을 말한 일이 없다. 이것은 나
의 천성인 것 같다. 하인에 대해서도 그들의 단점이나 부
끄러워할 일을 말하며 놀려댄 일이 없다. 지금까지 남의
우열(優劣) 등을 논해 본 일이 없다. 손아래 사람을 힐책하
는 것도 싫었다. 그런데 인품이[40] 좋고 나쁜 것에 대하여
때로는 연상의 사람들로부터 질문을 강요당하면, 부득이
응하지 않을 수가 없었다. 그럴 때면 다만 그 사람의 성질
속의 좋은 점만을 말한다. 문장을 논하게 되면 그 사람의
작품 속에서 가작(佳作)만을 취급하고 결점은 말하지 않는
다. 그러므로 비평했다 해도 특별히 원한을 살 만한 일이
없다. 때로는 귀인(貴人)이 관리인 누구, 백성 누구는 어떤
가 하는 질문을 할 때가 있다. 그가 청결하고 능력있는 사
람이면 나는 그 좋은 점만을 지적한다. 그들이 탐욕스럽거
나 난폭하거나 어리석은 자라면 잘 모른다고 대답해버린다.
나는 이런 태도 때문에 비난을 받는 경우가 있다. "그대는
사람을 너무 감싸는 버릇이 있다. 그래가지고는 좋고 나쁜
것도 분명치 않으며, 흑백을 확실히 구별할 수가 없다"고.
그러나 나는 여전히 태도를 바꿀 생각은 없다.

　세상 사람 중에는 인물 비평(人物批評)을 즐기는 사람이

있다. 그것을 보면 비교하거나 분류하는 것이 반드시 온당하지도 않으며, 칭찬하거나 비난하는 것이 일정한 규준을 벗어난 느낌이 드는 경우가 많다. 칭찬을 받는 사람은 스스로 당연하다고 생각하지만, 진정으로 그만한 덕이 있는지는 의문이다. 비난을 받은 자는 원한이 골수에 미친다. 피가 피를 씻는 원수지간보다도 더 심하다. 나는 그러한 예를 보고 더욱 경계하며, 그리하여 다시는 선비를 평하지 않기로 했다. 어떤 사람이 그 일로 나를 비난했다. 나는 이렇게 대답했다.

"내 몸은 내 것이니까, 이치로 말한다면 알기 쉬울 것이지만, 가령 어떤 사람이 '그대는 자신이 옛 사람과 지금 사람의 어느 쪽을 닮았다고 생각하는가' 하고 묻는다면, 나는 어느 것에 비유할지 모를 것이다. 하물며 자기가 아닌 다른 사람을, 예를 들어 평정(評定)할 수는 없지 않은가!"

후한(後漢) 말의 폐풍으로서 당파가 분립하게 되었다. 허소[41] 등은 구설(口說)로서 원한을 사게 되었다. 인물에 대한 논평이 잦아지자 같은 친족간에도 원수를 맺게 되었다. 그러므로 여남(汝南)의 선비들은 더 이상 정해진 평가를 할 수 없게 되었고, 다만 허소의 월단평(月旦評)[42]만이 의지할 수 있는 것이 되었다. 위(魏)의 무제(武帝)도 허소를 매우 미워하여 그 목을 베려고 생각했다. 그 결과 허소는 다른 나라로 도망했지만,[43] 하마트면 그 일족이 몰살당하고 말 위험에 있었다. '전대의 선례는 먼 곳에 있지 않다'는 말은 우리들의 처신에 사표가 된다 할 것이다.

인간을 안다는 것은 결코 쉬운 일이 아니다. 비록 부형이라 하더라도 그 자제들의 인품을 다 안다고 할 수는 없다. 자기와 의견이 같은 자라 하여 곧 옳다 하고, 의견이 다른 자라 하여 옳지 못하다고 할 수가 있는가?[44] 처음 몇 사람은 그렇다고 할지라도 모두가 그렇다고 말하기는 어려운 일이다. 요(堯), 주공, 공자, 계찰(季札) 같은 사람들도 인물을 바르게 평가하지 못한 때가 있어 유감으로 여기고 있었다.[45] 가까이 있는 사람이라 하여 함부로 비평을 해서는 안 된다. 갈대 구멍으로 하늘을 보는 눈이나 반딧불 정도의 눈길로 사람을 경솔하게 평가한다는 것은 옛날의 성인이나 현인을 파는 것이나 무엇이 다르겠는가?

　옛날 태안 연간(太安年間=302~3)에 석빙(石氷)[46]이 반란을 일으켰다. 육주(六州)[47]의 땅은 마치 바람에 나부끼는 풀잎처럼 그를 따라 조정에 반기를 들었다. 당시의 의군대도독(義軍大都督)은 나를 장병도위(將兵都尉)로 맞이하겠다고 말하였다. 일단은 사양했지만, 그 뒤에도 몇 번씩이나 요구해 왔다. 생각하면 나의 향리가 이미 역적의 침입을 받아 존망(存亡)의 위기에 놓여 있는 것이다. 옛 사람도 '의(義)를 보고 나서지 않음은 용기가 없는 것이다.' 하지 않았는가. 게다가 이것은 전시(戰時)의 명령이므로 함부로 용납할 수 있는 것도 아니었다. 마침내 수백 명의 의병을 모집하여 다른 부대들과 함께 전선으로 나갔다.

　그러던 어느 날 적의 별장(別將)을 공격하여 크게 이겼다. 돈과 명주가 산같이 쌓이고, 진귀한 세공품들이 땅바닥에 즐비했다. 각 부대의 병사들은 재물을 주워서 수레에 싣고 어깨에 짊어지며 계속 나르기에 바빴다. 그러나 나는 부대의 전 장병에게 엄명을 내려서 대오(隊伍)를 떠나는 것을 용납하지 않았다. 그래도 줍는 자가 있었다. 나는 그 자리에서 많이 주운 자를 단칼에 베어 본때를 보였다. 이로써 병기를 버리고 재물을 줍는 병사는 없었다.

그러자 과연 예측했던 대로 적의 복병 수백 명이 나타나 여러 부대에 타격을 입혔다. 전 부대는 진격 명령을 내렸지만 행군 서열(行軍序列)이 엉망일 뿐만 아니라, 병사도 말도 무거운 짐을 지고 있는 터이므로 도시 전투 의욕이 없었다. 다만 나의 부대만이 대오가 정렬하고, 활은 언제든지 시위를 날릴 수 있도록 준비하고 있어서 아무런 타격도 받지 않았다. 전 부대가 전멸의 위기에 놓인 것을 우리 부대가 구조한 셈이다. 그 후 다른 전투에서도 적의 소부대의 대장을 참하고, 투구를 쓴 적의 수급을 취하여 대본영에 전승을 보고했다.

그리하여 대도독(大都督)은 나에게 복파장군(伏波將軍)[48]의 칭호를 붙여주고, 관례에 따라 베 4백 필을 하사하였다. 제장들은 봉인하여 챙기거나 향리의 집으로 보내곤 했다. 나는 그것을 장사들에게 나누어주고 가난한 친구에게 주었다. 열 필만 남겨 놓았지만, 그것도 그 날로 고기와 술로 바꾸어 장교와 군리(軍吏)들에게 대접했다. 내 입으로 말하기는 겸연쩍은 일이지만, 당시로서는 하나의 미담으로 선전되기도 했다.

난리가 평정되자(304년), 나는 방패와 창을 버리고 그 길로 낙양(洛陽)으로 향했다. 널리 진귀한 서적을 섭렵하기 위해서였다. 전공(戰功)에 대한 것은 일체 말하지 않았다.

마음 속으로 은밀히 노중연(魯仲連)⁴⁹⁾이 연(燕)나라 요성(聊城)을 항복시키고도 보상금을 거절했고, 신포서(申包胥)⁵⁰⁾가 멸망 직전에 놓인 초(楚)를 구제하고도 달아나듯 은상(恩賞)을 뿌리쳤던 선례를 따르려고 생각했던 것이다. 이것은 노자(老子)가 말하는「공을 이룬 뒤에는 머물지 않는다」는 뜻에 합당할 것이다.

때마침 나라에는 큰 난리(팔왕의 난)가 일어나서 북쪽으로 가는 길은 막혀버렸고, 게다가 진민(陳敏)⁵¹⁾이 강동(江東)에서 반란을 일으켰기 때문에 돌아갈 길까지 막혀버렸다. 그때 옛 친구인 초국(譙國)의 혜군도(嵇君道)가 광주자사(廣州刺史)에 임용되었다.⁵²⁾ 그가 상부에 청원하여 나를 참군(參軍)으로 삼으려 했다. 선뜻 마음에 내킨 것은 아니었지만, 남방으로 피난할 수 있는 좋은 기회라고 생각하여 서둘러 취임하기도 했다. 먼저 군대를 모집하라는 명령을 받고 실행에 옮겼는데 군도는 그 후 살해되고 말았다. 나는 그대로 광주에 남아 있었다. 몇 번이나 주사령관으로부터 부름을 받았지만, 한 번도 취직한 일이 없었다.

언세나 생각하는 것이지만, 부귀(富貴)라고 하는 것은 점차적으로 얻어지는 것으로, 갑자기 굴러오는 것은 아니다. 점차적으로 얻을 수 있는 것이라 하더라도 역시 상당한 노력이 요구된다. 그리고 명예, 지위, 권세, 이익 등은 마치 나그네와도 같은 것이다. 본시 상주(常住)할 수 있는 것이 아니다. 따라서 달아나려고 하는 것을 만류할 수가 없다. 아무리 당당한 위세(威勢)라 해도 언젠가는 사라지며, 빛나는 명성이라 해도 반드시 없어진다. 봄에 피는 꽃처럼 시

들어버리고 만다. 그와 같은 것을 얻었다고 해서 기뻐할
것도 없고, 잃었다고 해서 슬퍼할 것도 못된다. 그것을 얻
기 위해서는 헤아릴 수 없는 후회와 치욕을 거듭하고, 불
안과 걱정 속에서 살아가야만 한다. 결코 좋은 것이라 말
할 수도 없고, 만족하다고 할 것도 없다.

  그런데 내 자신을 돌아본다면 성질이 너무 게으를 뿐만
아니라 재주도 없다. 이와 같이 게으르고 짧은 재주로는
어깨를 움추리고 무릎을 구부리면서 어지러운 세상을 뛰어
다녀봐야 결코 큰 명예나 지위을 얻을 수 없으며, 거듭되
는 재난이야 더욱 불가능한 일일 것이다. 그보다는 차라리
적송자(赤松子)나 왕교(王喬)[53]의 도를 닦는 편이 나을 것이
다. 선인(仙人)이 될 수 있는가 어떤 가는 자신의 마음가짐
에 달려 있는 것이며, 타인에게 의뢰하는 것은 아니다.

  이제 명산에 오르고, 선약을 복용하며 불로불사의 생명
을 기르는 것이다! 한쪽을 희생해야 한다. 두 가지 일을
한꺼번에 이룰 수는 없는 것이다. 세간의 일들을 버리지
않고서야 어찌 현묘정적(玄妙靜寂)의 경지에 이를 수 있겠
는가?

  그리고 선도를 안다는 것은 참으로 어려운 것이다. 학문
(學問)하는 여가를 아껴서 남과 의논할 수도 없다. 그러므
로 권력자의 문 앞에 마차를 달리지도 않으며, 고관의 집
에 일자의 서신도 보내지 않는다. 그리고 친구들 사이에도
얼굴을 내밀지 않는다. 비록 집 밖을 나가지 않는다 해도
손님이 찾아오면 인정상 거절할 수는 없다. 이러한 것들이
나를 방해하기 때문에 전념할 수가 없다. 그리하여 나는

탄식하면서 이렇게 말했다.

"산림(山林) 속에 도(道)가 있는 것은 아니다. 그러나 옛날의 수도(修道)하는 사람들은 반드시 산 속으로 들어갔다. 이것은 세간의 시끄러운 소리를 피해서 마음이 어지럽지 않도록 배려(配慮)한 것에 불과하다."

이제 나는 참으로 소지(素志)를 다하여 고향을 버리고 숭산(嵩山)에 오르려 한다. 왕방평(王方平)[54]과 양공(梁公)이 걸었던 길을 좇으려 하는 것이다.

앞서 쓰고 있던 《포박자(抱朴子)》라는 책의 내외편(內外篇)이 다행히도 이미 완성되었다. 조그마한 것이지만, 이를 편찬하여 장래의 사람들에게 제시하려 한다.

나는 15~6세 때에 지은 시(詩), 부(賦), 잡문(雜文)은 당시 나로서는 세상에서 시행될 것이라고 생각하였다. 스무 살이 되고 나서 다시 그것을 읽어보니, 마음에 들지 않는 부분이 매우 많았다. 반드시 가지고 있던 재능이 증가된 것도 아니다. 다만 독서 범위가 넓어졌기 때문에 미추(美醜)의 구별을 할 수 있었던 것이다. 그리하여 많은 작품 중에서 9할 이상을 버리고 1할도 남기지 않았다. 현재 이《포박자》를 제외하면 잡서뿐이지만,[55] 아직도 백 권 정도가 남아 있다. 가감(加減)하여 손질을 할 것이 있어서 비록 마음이 괴롭지만, 그것을 다시 생각할 시간적 여유가 없다. 남들은 문장이 완성되면 쾌재(快哉)를 부르지만, 나는 둔재라서 생각이 빠르지 못하며, 실제로 그렇게 할 수도 없다. 문장(文章)을 지을 때, 한자를 고칠 때마다 언제나 좋아졌다고 생각하곤 했다. 다만 게으르기 때문에 여러 번 되풀

이하여 읽어보지 못할 뿐이었다.

　나는 스무 살이 넘으면서부터 이렇게 생각했다. 자질구레한 단문(短文)을 짓는 것은 일을 방해할 뿐 아니라 시간만 소모하는 것이다. 그보다는 일가견(一家見)을 세우는 것이 낫다고. 그리하여 자신의 철학을 쓰기로 했다. 마침 전란(戰亂)을 만나서 이리저리 유랑(流浪)하다가 잊어버린 것도 있다. 그런 중에서도 붓을 버린 적은 없었으며, 십여 년이 지난 건무(建武)의 해(317)에야 비로소 완성할 수가 있었다. 나의 전 저작은《포박자》내편 20권, 외편 50권, 비(碑), 송(頌), 시(詩), 부(賦) 100권, 군중(軍中)의 서간(書簡), 격문(檄文), 상진문(上秦文), 수필(隨筆) 등 30권이다. 그 외에 속간에 전해지지 않은 사람들을 엮어서《은일전(隱逸傳)》10권을 엮었다. 또 오경(五經), 칠사(七史), 제자백가(諸子百家)의 말과 병법(兵法), 기술(技術)의 잡다한 요령을 초록(抄錄)하여 310권으로 했다. 이것은 따로 목록이 있다.

　《포박자》내편은 신선의 도, 선약(仙藥)의 처방, 귀괴변화(鬼怪變化)의 사용법, 불로불사법(不老不死法), 악기(惡氣)를 씻고 화를 피하는 술(術) 등을 기술한 것으로, 도가(道家)에 속한다. 그 외편은 세인의 득실, 세상사의 좋고 나쁜 것에 대하여 쓴 것으로, 유가(儒家)에 속한다.

　나는 위(魏)나라 문제(文帝)의《전론(典論)》이란 책의 자서(自敍)을 읽은 일이 있는데, 그 말미에 탄기(彈棋)와 격검(擊劍)이란 것에 대하여 언급하고 있다. 이것은 알고 있는 것을 약설(略說)하려고 하는 것이 본의인데, 실로 매우 시원스러운 서술이었다. 나처럼 아무런 재능도 없는 사람은 아무리 자만해 본다 할지라도 헛된 일이다. 이제 능숙하게 익힌 것도 아닌 바를 상세히 말하고자 한다.

나는 몸도 둔하지만 천성도 느리고, 좋아하는 유희(遊戱)라곤 거의 없다. 어린 시절부터 척와(擲瓦)나 수박(手搏)은 다른 아이들보다 못하였다. 닭과 집오리를 싸움시키거나 개와 말을 경주시키는 놀이도 해본 일이 없다. 남들이 노름을 하는 걸 보아도 관심이 없다. 강제로 끌어서 몇 번 구경한 일이 있지만, 전혀 흥미가 없기 때문에 낮잠을 자는 것과 같다. 그러므로 지금까지도 장기판에 줄이 몇인지, 저포(樗蒲)의 주사위 눈금도 어떻게 부르는지 모른다.

그리고 언제나 생각하는 것이지만 이와 같이 시시한 기술이란 것은 마음을 어지럽힐 뿐만 아니라 시간만 낭비하는 것이다. 관직에 있는 자라면 정사에 결함이 생길 것이며, 유자(儒者)라 하면 강독(講讀)을 폐하여야 하며, 백성은 농사일을 잊고, 상인이라면 재화를 낭비하게 될 것이다. 온 마을 사람이 노름판을 둘러싸고 미쳐 승부를 내지 못하면 가슴 속에서는 열이 오르고, 걱정의 빛이 역력히 밖으로 나타난다. 오락이란 것은 이름뿐이고, 실제로는 초조하고 초췌할 뿐이며 염치도 없고, 결국은 싸움의 불씨가 되고 만다. 큰 돈을 도박에 걸고 서로 따고 잃으면서 은근히 마음 속에는 적대심(敵對心)을 기르게 된다.

송(宋)의 민공(湣公), 오(吳)의 태자는 장기 말이 가는 길 때문에 싸움이 벌어져 장기판으로 얻어맞고 머리가 깨어졌으며, 결국은 반란의 원인이 되고 말았다.[56] 오초 칠국(吳楚七國)은 이것으로 멸망했고, 한조(漢朝)도 위험한 상태로 기울어졌다. 이것은 백대(百代) 후에까지도 하나의 교훈이 되었다. 누구의 눈에도 분명한 거울이 되었다. 오락을 하는 사람을 볼 때마다 그들은 언제나 수치와 노여움이 번갈아 나타나고, 손찌검이나 발길질이 터져나오는가 하면, 서로간에 추한 욕지거리까지 하게 된다. 마침내 우정에 금이 가고, 절교의 극한 상태까지 빚어 지는 일이 종종 있다. 크던 작던 원망은 있기 마련이며, 후회를 하기 마련인데, 구태여 그렇게까지 하면서 오락을 즐길 것은 없다.

공자(孔子)는 낮잠을 경계했지만,[57] 내가 그것을 비교해 볼 때 장기와 같은 오락이 낮잠보다 낫다고 생각할 수는 없다.[58] 왜냐하면 낮잠은 단지 무익할 뿐이나, 원망을 사거나 싸움을 일으킬 염려는 없기 때문이다. 성인(聖人)도 가죽끈이 세 번씩이나 끊어질 정도로 열심히 경서를 읽었다.[59] 범용한 재능에 천박한 사람이 어찌 학문과 놀이를 양립시킬 수 있겠는가. 생각하건대, 놀이보다는 한 자(尺)의 글을 읽는 편이 좋을 것이다. 그러므로 나는 본시 좋아하지도 않기 때문에 놀이를 하지 않는 것이다. 세상 사람은 비록 놀이에 혼이 빠진다 해도.

젊었을 때 활쏘기를 배운 적이 있다. 다만 힘이 약해서 강궁(強弓)을 당길 수가 없었다. 아마도 안고(顏高)[60]의 활과 비슷한 것이다. 생각컨대 활쏘기는 육예(六藝)[61]의 하나로 적을 막고 도둑을 피하며, 게다가 새나 짐승도 잡을 수 있다. 그런 까닭으로 연습했다. 옛날 군대에 있을 때 손수 쫓아오는 기마병(騎馬兵)을 사살한 적이 있다. 화살이 날으는 소리와 함께 적은 쓰러지고 말았다. 적 두 명과 말 한

필을 죽이고 겨우 살아난 것이다.

또 칼과 방패를 사용하는 법 한 칼을 사용하는 법, 쌍창을 사용하는 법을 배운 일이 있다. 어느 것이나 구전(口傳)의 비결이었다. 칼로 상대의 공격을 막으면서 적을 넘어뜨리는 것은 그야말로 비법(秘法)이 있으며, 그 신묘함은 신과 같았다. 이러한 무술로서 무술을 모르는 자와 대전한다고 하면 상처를 입지 않고 압승할 수 있을 것이며, 대항할 자가 없을 것이다.

만년에는 또 7척의 지팡이를 사용하는 기술을 배웠다. 시퍼런 칼날 사이로 뛰어들 수도 있고, 큰 창을 빼앗을 수도 있는 무술이다. 그러나 이것도 불급(不急)의 소술(小術)이다. 예를 들어 기린의 뿔이나 봉황의 발톱과 같은 것들이다. 그것을 몸에 지니고 있다 할지라도 반드시 사용하는 것은 아니다. 이 이외에는 따로 배운 것이 없다.

나는 어렸을 때부터 결코 관리는 되지 않겠다고 결심하였다. 소보(巢父), 허유(許由), 자주지보(子州支父),[62] 북인무택(北人無擇),[63] 석호(石戶),[64] 이강(二姜),[65] 양원(兩袁),[66] 법진(法眞),[67] 신도반(申屠蟠)[68] 등의 전기(傳記)를 읽을 때마다 언제나 책을 놓고 무릎을 내밀면서 그의 인격을 흠모하였다. 나의 소원은 오경(五經)을 정독하고 일부의 철학서를 기술하여, 후세 사람들에게 내가 문유(文儒)[69]임을 알리고 싶었을 뿐이다. 그 후 주군(州郡)의 장관으로부터, 또는 차기대장군(車騎大將軍)으로부터 여러 번 초빙을 받았으나, 모두 사양하고 취임하지 않았다.

낭야왕의 승상부(丞相府)에 내 이름이 추천된 바가 있었다. 나는 이전에 의병을 일으켜서 역적을 평정한 뒤에도 관청에 명함을 내밀고 관계관의 면전에서 공적을 자랑한 일은 전혀 없었다. 이전부터 포상을 받을 생각은 추호도 없었다. 그런데 진왕(晋王)이 천명을 받고 혁명을 단행하여 단절되려는 황통(皇統)을 계승하고, 폐지된 종묘(宗廟)의 제사를 이을 수 있게 되었다. 진왕은 전 왕조가 은상(恩賞)을 베풀지 않은 것을 마음 속에 새기고 있었다. 공신들에게 보상을 하지 않고는 후진들에게 장려할 수 없다는 것이다. 나도 예외는 아니었으며, 그 경인(庚寅)[70]의 칙서에 따라서 관중후(關中侯)[71]의 작위를 하사받고, 구용현(句容縣)의 이백 호의 조세를 녹으로 하였다.

사사로이 말한다면 역적을 무찌르고 고국을 구하는 것은 당연한 것으로서, 굳이 찬양받을 만한 공로(功勞)라고 할 것까지는 없다. 금인자인(金印紫印) 등을 내리는 것은 처음부터 내가 바랬던 것은 아니다. 본래는, 옛날이면 노중연(魯仲連), 근래 사람으로는 전주(田疇)[72]의 예를 본받으려고 하는 것이 나의 바램이었다. 상서를 올려서 작위를 사양하고 자그마한 내 뜻을 이루고 싶다고 말하고 싶었다. 그러나 때마침 조정에서는 대원칙이 하달되어 사퇴는 허용할 수 없다는 것이었다. 생각하면 옛날 자로(子路)는 당연히 받아야 될 은상(恩賞)을 사퇴하고, 스승인 공자로부터 "그런 일을 하면 지금부터 선행을 하려는 사람은 없어질 것이다" 하고 꾸지람을 받았다.[73] 만족들이 아직도 평정되지 않고 천하가 어지럽기 때문에 조정은 신상필벌(信賞必罰)로 왕법을 밝히려고 한다. 나 같은 사람이 사사로운 작은 뜻을 보존하기 위해서 마땅히 천하에 시행되어야 할 제도를 감히 방해할 수는 없는 법이다. 마침내 마음을 바꾸어 칙명을 기꺼이 받아들이기로 했다.

나는 자서편(自敍篇)을 썼다. 어떤 사람이 비난하였다.

"옛날 왕충(王充)은 나이 육십이 되었어도 출세의 길은 막히고 희망이 없었다. 몸도 명예도 모두가 멸망할 것을 두려워하여 자기편(自紀篇)을 저서 끝자리에 두었습니다. 선생은 삼십대의 젊은이로 좋은 시대에 태어났습니다. 지금이야말로 신공배(申公培)처럼 조정으로부터의 하사품을 받아들이고, 목생(穆生)처럼 영접하는 포차(蒲車)에 몸을 실을 때입니다.[74] 문재(文才)를 조정에서 빛내고, 명성도 곤오(昆吾)까지 떨치는 것이 결코 꿈이 아닙니다. 방명을 올리려고 하면 얼마든지 할 수 있는데, 어찌하여 노서생(老書生)의 공부에만 열중하십니까?"

나는 대답했다.

무릇 천지는 유구하여, 인간이 그 사이에 있는 것은 잠시 머무는 곳과 같다. 조균(朝菌)이 싹을 낸다 해도 금방 시들고 말며, 봄에 꽃이 핀다 해도 열흘도 못 되어 지고 마는 것과 같다. 회오리바람이 하늘을 지나가고 번갯불이 반짝 비친다 해도 그보다 빠르지 못하다. 대체로 백 년의 수명이라 하지만 유성(流星)의 불꽃과 같다. 백발의 나이라 하지만, 날으는 화살이 문틈을 지나가듯 덧없는 것이다. 하물며 싹도 트기 전에 껍질이 떨어지고, 가을이 되기 전에 잎이 떨어지는 것도 있지 않는가!

그러므로 항탁(項橐)[75]은 이삭만 났다가 그대로 시들어버리는 슬픔을 면하지 못했고, 양자오(楊子烏)⁷⁶⁾는 어린 나무가 그대로 꺾이는 비운을 겪어야 했다. 역대의 뛰어난 선비들을 돌아보면, 혹은 문예(文藝)로서 날아오르는 용처럼 출세했고, 혹은 무훈으로 호랑이처럼 튼튼한 지반을 차지했다. 높은 공적은 관청에 기록되고, 좋은 평가는 관현에 실려서 노래로 불려진다. 형해(形骸)는 지하에 묻혔다 해도 미담은 바람을 타고 세월을 따라 전해진다. 그러므로 백대, 천대가 지나도 그 명예는 사라지지 않는다.

나는 용렬하고 고루한 성질 때문에 낮은 곳에서 배회(徘徊)하고 있다. 재능은 시세(時世)에 맞지 않고, 행동은 세상과 어긋나 있다. 말하면 시대의 풍속과 어울리지 않고, 발을 내디디면 세상 사람과 거슬린다. 조정 안에 김일제(金日磾)나 장안세(長安世)⁷⁷⁾와 같이 유력한 배경이 있는 것도 아니고, 가까운 사람으로 왕길(王吉), 공우(貢禹)⁷⁸⁾와 같이 서로 끌어주는 친구도 없다. 가는 길은 평탄하다 해도 기린과 같은 준족(駿足)이 없고, 대공(大空)은 넓다 해도 대붕(大鵬)의 날개는 갖지 못했다. 위로는 웅비(雄飛)하여 나라를 구제하지 못하고, 아래로는 부모님의 이름을 떨치고, 자신의 이름을 후세에 남길 수도 없다. 공적을 역사에 실리고, 이름을 종이나 솥에 새길 만한 것도 아니다. 이리하여 내가 쓴 저서 끝에 자서편을 적은 것이다. 후세 사람이 이것을 보고 전해줄 것만 믿어서이다.

■ 譯註

주1. 荊州刺史.
호남(湖南)과 호북(湖北)의 검찰관.

주2. 車騎將軍.
지금의 기병대장(騎兵隊長).

주3. 하비동현후.
안휘성 사현(安徽省泗縣)의 영주.

주4. 御史中承.
관리의 비위(非違)를 탄핵한다.

주5. 盧陸太守.
강서성(江西省)의 지사(知事).

주6. 史部尙書.
관리의 인사(人司)를 담당한다.

주7. 太子少傅.
황태자의 경호책임자.

주8. 中書.
조서(詔書)의 초안을 작성한다.

주9. 대홍로.
사방의 나라의 접대를 맡는다.

주10. 五官郎中正.
오(吳)에는 오관랑중(五官郎中)이 있었다. 오관서(五官署)에 배속된 관리 시보. 정(正)은 그 장.

주11. 五郡封警大都督.
다섯 군의 계엄사령관.

주12. 太中大夫.
궁중 고문관.
주13. 大中正
민간의 인재를 발탁한다.
주14. 肥鄕顯令
하북성 광평현(河北省廣平縣)의 지사.
주15. 吳王.
진(晋)나라 무제의 아들 안(晏). 289년 오(吳)에 봉해짐.
주16. 郞中令
왕궁 경호실장.
주17. 정색을 ~ 고치도록 했다.
당시의 왕은 무제(武帝)의 아들 중에서 가장 어리석었다.
주18. 邵陵太守.
호남성(湖南省)의 지사.
주19. 緯書.
경서(經書)를 부연(敷衍)한다는 의미의 서책. 신비한 요소가 많았다.
주20. 九宮.
팔괘(八卦)를 마법진처럼 갈아 놓은 것.
주21. 三棋
《사기(史記)》 일자열전(日者列傳)에 기(棋)를 바로한다는 말이 있다. 주에는 괘(卦)를 세우는 것이라 한다.
주22. 太一飛符.
태일(太一)은 북극성의 신. 여러 가지 술수(術數)에 쓰여진다. 비부는 미상.

주23. 風角.
바람소리로 점치는 것.
주24. 望氣
운기(雲氣)로 점치는 것.
주25. 三元遁甲.
육십갑자(六十甲子)를 구궁(九宮)으로 가를 때 제일, 제이, 제삼의 갑자를 타고 모습을 숨기는 술.
주26. 六任.
천상의 십이진(十二辰)과 지상의 십이진과의 배합으로 길흉을 점치는 것.
주27. 太一.
사기(史記), 일자전(日者傳)에 태일가(太一家)가 있다. 둔갑, 육임과 같은 점치는 법.
주28. 《別錄》이나 《漢書藝文志》.
어느 것이나 한(漢) 시대에 있었던 서물의 분류총명록이다.
주29. ~법을 모른다.
원문은 「不曉謁」. 교어는 謁자 밑에 탈자가 있다고 한다.
주30. ~어려운 것이라 했다.
《서경》고요묘.
주31. 朱穆.
후한 사람. 세상이 가벼운 것에 분격하여 絶交論을 썼다.
주32. ~생각하기만 하면.
원문은 「存詳勿思之」인데, 교어에 의해서 存자를 삭제했다.
주33. 辭費.
실행이 없는 다변(多卞)(《禮記》, 曲藝上).

주34. ~ 착한 사람.

원문은 「村里凡人之謂善守良孝」. 교어에 의하면 구사본에서는 謂자가 공백이라 한다.

주35. 때로는.

원문은 「用時」. 구사본에서는 用자가 공백이라 한다.

주36. ~ 밥을 먹지 않았다.

《後漢書》逸民傳에 보이지만, 그런 얘기는 없는 것 같다.

주37. ~ 선물을 되돌려주었다.

《三國志》本傳.

주38. 죄있는 자로부터 ~

원문은 「或有罪人之賂或枉有理之家」인데, 교어에 따라서 「或受罪人之賂而枉理之家」로 고쳐서 해석했나.

주39. 은밀히 수입을 ~

원문은 「饗亡命之人」. 교어에 人은 人의 잘못이라 한다.

주40. 그런데 인품이 ~

그 전후의 원문은 「不喜訶譴人交之好思」인데, 뜻이 잘 통하지 않는다. 교어에 구사본에서는 人交가 又人으로 되어 있다고 한다.

주41. 허소.

여남(汝南) 사람. 인물 평가로 유명하다(《後漢書》本傳).

주42. 月旦評.

매월 초에 한 주제를 정하여 인물을 평가하는 것.

주43. ~ 도망했지만.

허소(許邵)는 강소성(江蘇省)에서부터 강서성(江西省)으로 갔다. 그곳에서 사망했다.

주44. ~ 할 수 있는가?

인간의 눈은 본시 주관적이다(《莊子》齊物論).

주45. ~ 여기고 있었다.

요(堯)는 사악인(四惡人)을 중용한 일이 있고, 주공(周公)은 관숙과 채숙을 제후로 봉했지만 반기를 들었고, 공자는 제여(宰豫)를 과대평가하고 담대멸명(澹台滅明)을 잘못 알았고, 계찰(季札)은 피구공(被裘公)에게 길에 떨어진 돈을 주으라고 말했다가 노여움을 샀다.

주46. 石氷.

요적 장창(張昌)의 일당.

주47. 六州.

《자치통감(資治通鑑)》에는 형(荊), 강(江), 양(揚), 예(豫), 서(徐)의 오주(五州)뿐이다.

주48. 복파장군.

장군의 잡호(雜號)의 하나. 후한의 마원(馬援)이 그 예이다.

주49. 魯仲連.

전국시대 제(齊)나라 사람(《史記》本傳).

주50. 申包胥.

전국시대 초(楚)나라 사람(《左傳》定公四年).

주51. 陳敏.

원래는 광릉(廣陵)의 재상.

주52. ~ 임용되었다.

혜군도는 광동(廣東), 광서(廣西) 지방의 검찰관인 광주 자사에 임명됨.

주53. 王喬.

옛날의 선인.

주54. 王方平.

후한의 선도를 체득한 사람(《眞誥》).

주55. ~ 잡서뿐이지만.

원문은 「但雜尚餘百所卷」. 교감기에 의하면 어떤 책에는 雜 아래에 著자가 있다.

주56. ~ 반란의 원인이 되고 말았다.

남궁방(南宮方)은 민공을 살해하고 자포자기로 반란을 일으켰고, 吳太子의 부인 오왕(五王) 비(濞)는 아들이 문제(文帝)의 황태자에게 살해된 것에 원한을 품고 한(漢)에 반기를 들어 '칠국의 난'을 일으켰다(《史記》, 宋微子世家. 吳王濞列傳).

주57. 공자는 낮잠을 경계했지만

「論語」 公冶長.

주58. ~ 생각할 수는 없다.

공자는 온종일 한가한 것보다는 장기라도 두는 편이 낫다고 하였다(《論語》陽貨).

주59. ~ 열심히 경서를 읽었다.

공자는 만년에 역(易)을 애독했다. 당시의 서책은 대나무 팻말에 옷으로 쓰고 가죽끈으로 철했다.

주60. 顏高.

노(魯)나라 사람. 약한 활밖에는 쓰지 못했지만 제(齊)나라의 싸움에서 적을 쏘아 넘어뜨렸다(《左傳》定公八年).

주61. 六藝.

선비의 교양으로, 예악사어서수(禮樂射御書數)를 말한다.

주62. 巢父. 許由. 子州支父.

모두 요(堯)시대의 은자.

주63. 北人無擇

순(舜)의 친구. 세상이 혼탁한 것을 싫어하여 연못에 투신 자살했다.

주64. 石戶.

순(舜)의 친구. 천하를 넘겨준다 해도 받지 않았다.

주65. 二姜.

강굉(姜肱)과 강기(姜妓)를 말하며, 모두 후한 말의 은자.

주66. 兩袁.

후한 말의 고결한 선비였던 원굉(袁閎), 원충(袁忠)의 형제.

주67. 法眞.

후한의 대유(大儒)로서, 평생 관직에 오르지 않았다.

주68. 申屠蟠.

후한 사람으로, 의협심이 강하였다. 여러 번 조정에서 불렀지만 벼슬에 오르지 않았다.

주69. 文儒.

훈고(訓詁)를 전하는 것만이 아니고 창조적인 유학자.

주70. 庚寅.

이것은 해를 가리키는 것이 아니고, 일부(日付)를 말한다.

주71. 關中候.

공로를 상주기 위한 명목만의 제후.

주72. 田疇.

위(魏)나라 사람. 동탁(董卓)의 난을 피하여 산 속으로 들어갔다. 조조(曹操)가 상을 주려 해도 받지 않았다.

주73. ~ 꾸지람을 받았다.

子路는 자공(子貢)의 잘못일 것이다.《孔子世家》觀思에 子貢이 타국의 노예가 된 노(魯)나라 사람을 사서 풀어주었기 때문에 노나라 정부에서 금을 내렸으나 거절했다는 기록이 있다.

주74. ~ 몸을 실을 때입니다.

申公培. 穆生은 모두 한(漢)의 시학자(詩學者), 申公은 팔십 세가 넘어서 포차로 무제(武帝)에게 초빙되었고, 穆生은 초원왕(楚元王)의 스승이 되었고, 술을 못 마셨기 때문에 연회에서는 감주가 제공되었다.

주75. 항탁.

일곱 살 때 공자의 스승이 된 천재(《哉國策》秦).

주76. 揚子烏.

본명은 신(信). 한(漢)나라 양웅(揚雄)의 둘째아들. 어렸을 때 부친의《太玄經》제작에 조언했다 한다(劉向別傳).

주77. 김일제, 장안세.

한선제(漢宣帝)의 권신.

주78. 王吉, 貢禹.

한(漢)나라 사람 王吉이 관직에 오르자 貢禹는 관의 먼지를 털고 끌어주기를 기다렸다고 한다.

신역 포박자 외편(3) 값 15,000원

1판2쇄 2016년 3월 25일 인쇄
1판2쇄 2016년 3월 30일 발행

저　자/ 갈　　홍
역　　자/ 석 원 태

발 행 처/ 서림문화사
발 행 자/ 신 종 호
주　　소/ 경기도 파주시 광탄면 장지산로
　　　　　278번길 68
홈페이지/ http://www.kung-fu.co.kr
전　　화/ (02)763-1445, 742-7070
팩시밀리/ (02)745-4802

등　　록/ 제406-3000000251001975000017호(1975.12.1)
특허청 상호등록/ 022307호

ⓒ1995.Seolim Publishing Co., Printed in Korea
ISBN 978-89-7186-433-3 13510
ISBN 978-89-7186-003-0(세트)